Reena Verma
Neha Sikka
Vanita Kashyap

Fluoretos e fluorose não esquelética

Reena Verma
Neha Sikka
Vanita Kashyap

Fluoretos e fluorose não esquelética

ScienciaScripts

Cover image: www.ingimage.com

This book is a translation from the original published under ISBN 978-3-659-22411-9.

Publisher:
Sciencia Scripts
is a trademark of
Dodo Books Indian Ocean Ltd. and OmniScriptum S.R.L publishing group

120 High Road, East Finchley, London, N2 9ED, United Kingdom
Str. Armeneasca 28/1, office 1, Chisinau MD-2012, Republic of Moldova, Europe
Printed at: see last page
ISBN: 978-620-8-35551-7

ÍNDICE

INTRODUÇÃO

O fluoreto é a forma iónica do flúor, um halogéneo, altamente reativo e o mais eletronegativo dos elementos da tabela periódica. Tem um número atómico de 9 e um peso atómico de 19. É um componente natural da biosfera e o décimo terceiro elemento mais abundante na crosta terrestre[1] . Como tal, não é surpreendente que tenha sido encontrado numa vasta gama de concentrações em praticamente todos os seres inanimados e vivos.

Os fluoretos desempenham um papel central na prevenção das cáries dentárias. Adicionado pela primeira vez à água potável pública em concentrações controladas em 1945, em Grand Rapids, o flúor é atualmente adicionado à água potável de abastecimento, ao sal ou ao leite em regiões onde não é possível a fluoretação da água de abastecimento central. Está disponível sob a forma de comprimidos e gotas, que são concebidos como suplementos alimentares para crianças. A utilização generalizada destes vários veículos para a administração sistémica ou tópica de flúor é, sem dúvida, responsável em grande parte pelo declínio notável da prevalência da cárie dentária[1] . A relação inversa bem estabelecida entre as concentrações de flúor na água potável e a prevalência de cáries dentárias estimulou uma extensa investigação destinada a determinar o nível ótimo de ingestão de flúor necessário para obter a máxima proteção contra as cáries dentárias. Mas o flúor é também uma substância tóxica. Foi demonstrado que o flúor em excesso em qualquer parte do ecossistema tem potencial para afetar negativamente os sistemas do corpo.

Uma condição clínica causada pela ingestão de excesso de flúor durante um longo período é denominada fluorose. Afecta múltiplos tecidos, órgãos e sistemas do corpo e resulta numa variedade de manifestações clínicas, culminando numa condição incapacitante e/ou em dentes danificados e descoloridos.

A duração necessária para as manifestações clínicas da fluorose parece depender de vários factores, nomeadamente a idade, o estado hormonal, o estado nutricional e a eficiência dos rins na excreção de fluoretos, a quantidade de fluoreto que entra no organismo, as condições climáticas e outros factores diversos. Trata-se de uma doença lentamente progressiva que afecta todos os órgãos, tecidos e células do corpo.

A ingestão aguda de fluoreto em grandes quantidades é seguida de sinais e sintomas que se desenvolvem rapidamente e podem resultar em morte. Quando ingerido em quantidades relativamente pequenas durante o desenvolvimento dos dentes, pode produzir alterações na qualidade e no aspeto do esmalte, conhecidas como fluorose dentária. Se forem ingeridas quantidades um pouco maiores durante um período de anos, podem ocorrer alterações na qualidade e quantidade do osso, resultando em fluorose esquelética.

De facto, esta é a base para a utilização de fluoreto no tratamento da osteoporose. Existem evidências que demonstram o envolvimento de tecidos não esqueléticos na fluorose, principalmente a mucosa gástrica, os rins, a glândula tiroide, o sistema nervoso, o sistema reprodutor, as hemácias e os ligamentos .[2]

O número de pessoas afectadas pela fuorose tem vindo a aumentar de forma constante desde que a doença foi descoberta na Índia, na década de 1930.

As razões para o aumento da incidência da doença e para a identificação de um número considerável de locais como zonas endémicas de fluorose são as seguintes:

1. O crescimento demográfico exige cada vez mais água.
2. Escavação indiscriminada de poços tubulares, recorrendo à utilização de água de bombas manuais.
3. A água potável é obtida de qualquer fonte e de todas as fontes.

4. Desconhecimento total da importância do controlo da qualidade da água, especialmente no que diz respeito ao fluoreto.

5. Devido à escassez de água, as agências responsáveis pelo abastecimento de água recorrem ao bombeamento de água de poços abertos e poços tubulares para tanques suspensos e fornecem água subterrânea aos residentes e, invariavelmente, essas fontes não são testadas quanto ao flúor.

6. O flúor na água potável não altera a cor, o cheiro ou o sabor e não há forma de o consumidor o detetar, a menos que seja testado no laboratório .[2]

O objetivo deste trabalho bibliográfico é lançar luz sobre os efeitos do flúor em tecidos não esqueléticos como a mucosa gástrica, os rins, as hemácias, a glândula tiroide, o sistema reprodutor e os ligamentos.

Uma vez que o flúor está normalmente presente nas nossas fontes de água e é utilizado em medicina dentária em vários produtos dentários, é importante um conhecimento claro das caraterísticas toxicológicas do flúor para sensibilizar os profissionais de saúde, especialmente os dentistas, e para garantir que é utilizado de forma a melhorar a saúde com o mínimo risco de causar efeitos adversos.

EVOLUÇÃO HISTÓRICA DOS FLUORETOS

Em 1901, o Dr. Fredrick McKay, do Colorado, EUA, observou que muitos dos seus pacientes apresentavam uma mancha aparentemente permanente nos dentes, denominada "manchas do Colorado" pelos habitantes locais[3] . Mc Kay, nesta fase, não conseguiu relacionar esta mancha com qualquer fator e chamou-lhe "esmalte mosqueado". Apresentou um caso na reunião anual da Associação Dentária Estatal em Boulder, em 1908, e descobriu que a condição não se limitava ao Colorado, mas estendia-se também a outras cidades. Em 1912, McKay deparou-se com um artigo escrito pelo Dr. J. M. Eager (1902), um cirurgião do U.S. Marine Hospital, que relatou que uma elevada proporção de residentes italianos em Nápoles tinha manchas castanhas nos dentes, conhecidas como "denti di chiae"[4] .

McKay e Black realizaram uma pesquisa em 1916, na qual examinaram 6.873 indivíduos em 26 comunidades nos EUA e relataram que um fator desconhecido, possivelmente presente na água doméstica durante o período de calcificação dos dentes, pode ser a causa do esmalte mosqueado. McKay, em 1918, concluiu que algum elemento misterioso no abastecimento de água era o agente causador, após sua visita a Britton. Ele observou que, antes de 1898, Britton havia mudado seu abastecimento de água de poços individuais rasos para poços artesianos profundos. Ele observou que os indivíduos criados em Britton desde 1898 tinham manchas, enquanto todos os que tinham passado pela infância antes da mudança do abastecimento de água tinham dentes normais .[5]

Os habitantes de Oakley, Idaho, estavam tão convencidos da hipótese do abastecimento de água que, em 1925, mudaram o seu abastecimento de água de poços artesianos profundos para um abastecimento de água superficial, devido a preocupações com a descoloração dos dentes. McKay não encontrou manchas castanhas nos dentes permanentes de 24 crianças nascidas em Oakley, sete anos e meio depois da mudança no abastecimento de água. Acontecimentos semelhantes foram também observados em Bauxite & Kempf por McKay em 1930 .[6]

Churchill (1931) desenvolveu um método para determinar as concentrações de fluoreto na água potável. Ele descobriu que o flúor estava presente na água de Bauxite a um nível de 13,7 ppm. Além disso, observou que o nível de fluoreto era muito elevado na água de outras áreas endémicas de dentes mosqueados. Assim, em 1931, ficou finalmente estabelecido que o "flúor" era o culpado por detrás desta feia condição. Isto foi ainda apoiado pela produção experimental de lesões dentárias semelhantes ao esmalte humano fluorizado, em animais experimentais, pela água de áreas endémicas e pela água à qual tinha sido adicionado flúor (Smith 1931) .[7]

Em 1931, Trindley H. Dean foi incumbido pelos Serviços de Saúde Pública dos EUA de descobrir a extensão da distribuição geográfica do esmalte mosqueado nos EUA. Dean conduziu o famoso "Shoe Leather Survey" e estabeleceu que a concentração de flúor na água potável estava diretamente correlacionada com a gravidade do esmalte fluorizado. Dean (1934) também desenvolveu uma classificação padrão do mosqueado e um índice para o quantificar - Mottling Index .[8]

Relatórios iniciais na literatura indicaram que pode haver uma associação inversa entre o nível de mosqueamento e a prevalência de cárie numa comunidade. Para testar a hipótese acima, foi planeado um estudo em quatro cidades de Illinois. As cidades foram Galesberg e Monmonth (1,8 e 1,7 ppm de fluoreto, respetivamente) e MaComb e Quincy (0,2 ppm de fluoreto). Os resultados mostraram que a experiência de cárie em áreas com baixo teor de flúor com 0,2 ppm de flúor foi mais de duas vezes maior do que nas áreas com 1,7 e 1,8 ppm (Dean et al 1939). Assim, concluiu-se finalmente que a 1 ppm de fluoreto na água potável foi alcançada uma redução quase máxima da experiência de cárie, ou seja, 60%, e apenas foram observados "casos esporádicos" da forma mais suave de fluorose dentária sem significado prático ou estético (Dean et al 1942) .[9]

OCORRÊNCIA DE FLUORETO

Fluoreto no solo:

O fluoreto nunca é encontrado na natureza na forma elementar, uma vez que é o mais eletronegativo de todos os elementos. Pode ocorrer sob forma combinada numa grande variedade de minerais como o espatoflúor, a criolite, a apatite, a mica, a hornblenda e alguns pegmatitos como o topázio e a turmalina. A criolite utilizada para a produção de alumínio e os fosfatos de rocha utilizados para a produção de fertilizantes podem ter um teor de flúor até 42000mg/kg ou 4,2%.[10] A maior parte deste flúor está firmemente ligado a minerais e outros compostos químicos e, por conseguinte, não está biologicamente disponível. A sua disponibilidade no solo é regida pela solubilidade natural do composto de flúor em questão, pela acidez do solo, pela presença de outros minerais e pela quantidade de água presente. A sua concentração no solo aumenta com a profundidade. Devido à erosão das montanhas, o seu fluoreto é removido e transferido para um planalto mais baixo ou para o mar através de riachos ou rios, levando a um elevado teor de fluoreto na água do mar (1,0-1,4mg/L).

Fluoreto na água:

A água do mar contém quantidades significativas de fluoretos (0,8-1,4 mg/kg). O teor de fluoreto da água obtida de lagos, rios ou poços artesianos é inferior a 0,5 mg/kg, embora tenham sido registadas concentrações tão elevadas como 95 mg/kg na República Unida da Tanzânia.

A água com elevado teor de fluoreto encontra-se normalmente no sopé de montanhas altas e em zonas com depósitos geológicos de origem marinha. O teor natural de fluoreto mais elevado alguma vez encontrado na água foi registado no Lago Nakuru, no vale do Rift, no Quénia, com 2800 mg/L. O solo na margem do lago continha até 5600 mg/kg de fluoreto.[11]

Aspectos hidro-geológicos dos fluoretos:

Devido à sua extrema reatividade, o flúor raramente ocorre na sua forma elementar, sendo mais frequentemente encontrado como fluoreto inorgânico. Concentra-se nas últimas fases de cristalização dos magmas e nas soluções e vapores residuais. Assim, as concentrações aumentam em rochas siliciosas, em águas geotérmicas e fontes termais, e em fumarolas e gases vulcânicos.

Os fluoretos nos solos derivam principalmente do material geológico de origem, sendo que apenas pequenas proporções provêm da pulverização marítima transportada pelo ar. Em solos ácidos (pH6), o flúor está ligado principalmente em complexos com alumínio e ferro. Os fluoretos do solo variam muito, entre 50 e 500 ppm.

As concentrações de fluoreto tendem a aumentar com o aumento da profundidade de amostragem, devido à lixiviação. Isto é particularmente verdadeiro em solos ácidos. Níveis elevados de cálcio tendem a bloquear a migração descendente, tal como os minerais de argila e o alumínio. É o fluoreto disponível ou lábil que é importante devido ao potencial de danos para a vida vegetal e animal. Em solos não salinos, o cálcio é o principal agente de fixação do fluoreto e a solubilidade limitada conduz normalmente a concentrações de fluoreto solúveis em água inferiores a 1 ppm. Em solos salinos, a predominância do sódio e a consequente maior solubilidade do fluoreto podem resultar em concentrações solúveis em água de vários ppm .[12]

Fluoretos no ar:

O flúor está também amplamente distribuído na atmosfera, proveniente de poeiras de solos que contêm flúor, de resíduos industriais gasosos, da queima de carvão e de gases emitidos em zonas de atividade vulcânica .[13]

O teor de flúor no ar em algumas fábricas pode atingir níveis tão elevados como 1,4mg/m^3 e na vizinhança de tais fábricas, são atingidos níveis de flúor de 0,2 mg/m^3 de ar. O teor de fluoreto no ar em áreas não industriais foi encontrado entre 0,05 e 1,9µg/m .[3]

O flúor é libertado do fluxo utilizado no processo de soldadura, aumentando o teor total de flúor no ar. A combustão do carvão e dos tijolos de carvão é a principal fonte de fluoreto gasoso e em aerossol e estas formas de fluoreto podem entrar facilmente nos produtos alimentares expostos e no trato respiratório humano. O flúor no ar interior não só é inalado, como também é absorvido em alimentos armazenados, como o milho, os pimentos e as batatas .[13]

Fluoreto em alimentos sólidos:

As plantas cultivadas em solos ácidos têm uma maior concentração de fluoreto. A concentração natural na folhagem da maioria das plantas varia entre 2-10 mg/kg. Foram encontrados níveis elevados de fluoreto nos cereais. A cevada e o arroz transformados em água não fluoretada apresentaram uma concentração de 2,0 e 2,1 mg/kg de fluoreto, em comparação com os transformados em água fluoretada, que apresentaram uma concentração de 4,3 e 6,4 mg/kg, respetivamente .[14]

O teor de fluoreto da carne é baixo, 0,2-1,0 mg/kg, exceto no caso da carne de frango, que pode conter níveis mais elevados se os frangos tiverem sido alimentados com farinha de peixe ou de ossos.

A carne de peixe tem um teor de flúor relativamente baixo (2,0-5,0mg/kg), em comparação com os concentrados de proteínas de peixe que podem conter até 370 mg/kg. No entanto, mesmo com um consumo relativamente elevado de peixe numa dieta mista, a ingestão de fluoreto proveniente apenas do peixe raramente excede 0,2 mg/dia.

Fluoreto nas bebidas:

O flúor na água potável é geralmente o maior contribuinte para a ingestão diária de flúor. A ingestão de flúor da água dependerá de

1. Concentração de fluoreto na água.
2. Idade da pessoa.
3. Condições climáticas
4. Hábitos alimentares

A água potável pode representar um máximo de 50% da ingestão total de líquidos.

O leite materno humano tem um baixo teor de fluoreto, inferior a 0,02 mg/L e não parece haver qualquer variação diurna. O teor de fluoreto no leite de vaca é de 0,020,05 mg/L.[15]

As folhas de chá são ricas em fluoreto (até 400 mg/kg de peso seco), mas a infusão de chá em si tem uma concentração de fluoreto de apenas 0,5-1,5 mg/L.

Os sumos de fruta frescos têm um baixo teor de flúor, de 0,1-0,3 mg/L. Os sumos de fruta reconstituídos feitos com água fluoretada têm uma concentração de flúor que varia entre 0,3-2,5 mg/L. A cerveja tem normalmente um baixo teor de flúor, que varia entre 0,3-0,8 mg/L, ao contrário do vinho, que pode ter níveis de flúor da ordem dos 6-8 mg/L.[16]

A concentração de fluoreto nas bebidas gaseificadas e com sabor a fruta varia entre 0,55 e 1,05 mg/L, com uma média de 0,889 mg/L para as bebidas enlatadas e uma média de 0,875 mg/L para as bebidas engarrafadas.

Ingestão de fluoreto pelo ar:

Em áreas urbanas não industriais, a ingestão de flúor foi encontrada em 0,05-1,89 µ/m³ . Uma vez que um indivíduo inala cerca de 20 m³ de ar por dia, o nível mais elevado é de 0,0378 mg de fluoreto/dia, grande parte do qual é exalado. Em áreas de forte poluição por poeira de plantas industriais, os fluoretos transportados pelo ar podem ser o principal contribuinte para a ocorrência de fluorose dentária ou mesmo fluorose esquelética.[18,19,20]

Teor de fluoreto em alguns alimentos de uso corrente:

O valor médio do teor de fluoreto, em ppm, dos géneros alimentícios mais utilizados na Índia, tal como indicado por Dilnawaz R, Lakdawala e B.D. Punekar (1973), é apresentado no quadro seguinte: [11]

Cereais:

1	Trigo integral	2.920
2	Farinha de trigo moída	5.402
3	Arroz	7.720
4	Bajra	1.885

Leguminosas e legumes:

1	Flúor de grama de Bengala, moído	8.065
2	Grama de Bengala dal	3.840
3	Grama inteira de Bengala	4.215
4	Grama verde dal	2.965
5	Grama verde inteira	5.882
6	Grama vermelha dal	3.590
7	Feijões-traça inteiros	2.757

Legumes:

(a) Folhoso:

1	Espinafres	2.113
2	Folhas de feno-grego	3.011
3	Folhas de Chowli	4.040
4	Couve	1.880
5	Folhas de Colocasia	4.959
6	Folhas de amaranto	6.154

(b) Raízes e tubérculos:

7	Batatas	1.856
8	Cebolas	2.088

9	Cenouras	3.425

(c) Outros produtos hortícolas:

10	Pepino	2.457
11	Fruta Tindola kovadi	2.612
12	Feijões franceses	1.530
13	Tomate	1.366
14	Feijão de cacho	1.236
15	Brinjal	2.024
16	Dedo de senhora	2.730
17	Pepino calabash	1.966
18	Cabaça de cobra	2.436
19	Pimentos gigantes	1.737

Frutos:

1	Banana	1.096
2	Sapota (chikoo)	1.238
3	Uvas	1.360
4	Laranjas	1.745
5	Lima doce	1.835
6	Manga	1.320
7	Melancia	0.739
8	Apple	1.744
9	Goiaba	0.392

Alimentos para animais:

1	Leite, búfalos	0.499
2	Ovos de galinha (Desi)	1.347
3	Ovos de galinha (inglês)	1.531
4	Ovos de pata	2.288
5	Carne de carneiro, de cabra	3.083
6	Carne de vaca	4.416
7	Aves	6.066

8	Carne de porco	3.533
9	Pernas de rã	1.116

Peixe:

10	Pomphret, branco	2.133
11	Pomphret, preto	2.066
12	Peixe judeu	3.149
13	Corvina, branca	0.933
14	Peixe-cofre, preto	1.675
15	Peixe Soundhali	1.549
16	Pato de Bombaim, fresco	3.789
17	Pato de Bombaim, seco	6.149
18	Camarão	2.749
19	Caranguejos	1.149

Bebidas:

1	Chá, folhas secas	56.640
2	Infusão de chá, 1g fervido 5 min. em 125 ml de água	40.649
3	Infusão de chá, 1g em 125 ml de água quente, 5 min	27.719
4	Coca Cola	10393
5	Ouro à vista	1.268
6	Fanta	0.816
7	Sumo de cana de açúcar	1.198
8	Água de coco	0.508

Diversos:

1	Nozes moídas	2.088
2	Côco fresco	2.148
3	Açúcar	0.420
4	Jaggery	0.303
5	Folhas de bétel Variedade Desi	 8.808

	Variedade Madras	4.108
	Variedade Poona	9.320
	Variedade Calcutá	2.680
	Variedade Maghai	2.762

Água:

1	Água da torneira	0.083
2	Água da cisterna	0.181
3	Água do mar	2.416
4	Água da chuva	0.032
5	Água de poço	0.320

Várias fórmulas lácteas

1	***Regular***	
	Amulspray	2.31
	Lactogénio I	4.06
	Lactogénio II	2.45
2	***Especial***	
	Zerolac	7.44
	Lactonil	1.95

As fórmulas à base de soja não contêm proteínas do leite; pelo contrário, contêm uma maior concentração de iões F do que as fórmulas à base de leite. A concentração de fluoreto é geralmente maior nas fórmulas à base de proteína de soja isolada e nas fórmulas à base de hidrossilicato de proteína do que nas fórmulas à base de leite, principalmente devido à fonte de cálcio que tem de ser adicionada às fórmulas não lácteas, que contêm quantidades apreciáveis de fluoreto. No caso das fórmulas à base de proteína de soja isolada, o flúor adicional é incluído como parte da proteína de soja isolada.[21]

As concentrações de flúor das fórmulas líquidas concentradas geralmente variam de 100-300 µg/L em fórmulas à base de leite e de 100-400 µg/L em produtos à base de proteína de soja isolada. Dependendo do teor de flúor da água utilizada para diluir as fórmulas líquidas concentradas, a concentração de flúor das fórmulas na alimentação varia geralmente entre 200-620 µg/L.

Ingestão total de fluoreto:

Foi demonstrado que a ingestão diária de fluoreto dos bebés com 2-6 meses de idade pode variar entre 0,010-0,127 mg/kg de peso corporal,[22] dependendo do teor de fluoreto da água potável e do facto de a criança ser amamentada ou consumir fórmulas lácteas. Assumindo uma ingestão de fluidos de 1 L por dia, uma criança amamentada recebe aproximadamente 5-10 µg de flúor/dia, enquanto uma criança alimentada com biberão que vive numa área de abastecimento de água que contém 1 mg de flúor/litro receberá 1000 µg/dia, uma dose de flúor 100 a 200 vezes superior.[23]

METABOLISMO DO FLUORETO

O flúor é absorvido passivamente, predominantemente a partir do estômago. A absorção da maioria dos compostos de fluoreto solúveis em água após a ingestão é rápida e quase completa. A concentração plasmática máxima de fluoreto após a ingestão oral de fluoreto num estômago em jejum é atingida em 30 minutos, e o tempo para a sua ocorrência é independente da quantidade de fluoreto ingerida.

Quando o flúor é tomado em conjunto com alimentos, o grau e a taxa de absorção diminuem, o que, por sua vez, prolonga a duração da obtenção dos níveis plasmáticos máximos de flúor.

Absorção:

Embora o fluoreto possa entrar no organismo através da mucosa oral, especialmente a partir de soluções ácidas, a taxa e a extensão da absorção *por* esta via são limitadas em comparação com a absorção a partir do TGI.[24] Ao contrário da maioria das substâncias, uma quantidade apreciável de fluoreto pode ser absorvida pelo estômago. Este processo ocorre por difusão passiva e está também inversamente relacionado com o pH, pelo que os factores que promovem a secreção de ácido gástrico aumentam a taxa de absorção de fluoreto, o que conduz a níveis plasmáticos máximos mais precoces e elevados e *vice-versa.*

A dependência do pH da absorção a partir da cavidade oral e do estômago é consistente com a hipótese de que o ácido fluorídrico (HF), e não o fluoreto iónico, é a parte permeante. Na ausência de concentrações elevadas de catiões divalentes ou trivalentes no quimo, a maior parte do fluoreto que não é absorvido pelo estômago será absorvido pelo intestino, que tem uma enorme capacidade de reserva para absorção. Geralmente, menos de 20% da quantidade ingerida por dia é excretada nas fezes.

Factores que afectam a absorção:[24]

(1) A ingestão de fluoreto com leite ou alimentos retarda a sua absorção. Quando o flúor é ingerido com o estômago em jejum, o seu grau de absorção é de quase 100%, mas quando a mesma dose é ingerida juntamente com um copo de leite, reduz-se para 70%. A mesma dose ingerida com uma dieta rica em cálcio reduzirá ainda mais a sua absorção para 60%. Isto deve-se ao facto de o flúor formar complexos com certos constituintes dos alimentos, incluindo o cálcio e outros catiões di- e tri-valentes. Quando isto acontece, a excreção fecal de flúor aumenta.

(2) Níveis elevados de gordura na dieta podem aumentar a absorção de fluoreto da dieta. Isto pode dever-se ao facto de níveis elevados de gordura no quimo do duodeno reduzirem a taxa de esvaziamento gástrico e, por conseguinte, aumentarem o grau de absorção de fluoreto do estômago através do aumento do tempo de permanência.

(3) Na ausência de níveis relativamente elevados de iões como o cálcio, o magnésio e o alumínio, que podem complexar com o flúor, a taxa de absorção é invulgarmente rápida e o grau de absorção é essencialmente completo.

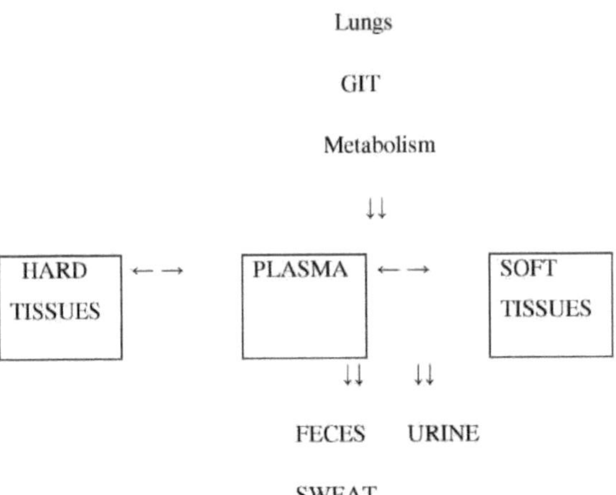

Fluoreto no plasma:

Como mostra o fluxograma acima, o plasma sanguíneo é considerado como o compartimento central para o qual o flúor deve passar para a sua subsequente distribuição e eliminação.

No plasma, o fluoreto existe em duas formas - fluoreto iónico (fluoreto inorgânico ou livre) e fluoreto não iónico ou ligado. Em conjunto, os fluoretos iónicos e não iónicos são referidos como fluoreto plasmático total. O intervalo normal de fluoreto plasmático, tal como se encontra na literatura, é de 0,7-2,4 μM.

Quase todo o fluoreto no plasma se encontra na forma iónica e não está ligado a nenhuma macromolécula. A semi-vida plasmática do fluoreto é de 4-10 horas.[24] Estudos indicaram que o flúor não está ligado às proteínas plasmáticas ou a qualquer outro constituinte do plasma. Por conseguinte, pode presumir-se que o fluido intersticial e o plasma têm praticamente a mesma composição.

A concentração plasmática de fluoreto é variável, dependendo do nível de ingestão e de vários factores fisiológicos.

Tendo em conta os factos acima referidos, a altura do pico plasmático é proporcional à dose de fluoreto ingerida, à taxa de absorção e ao peso corporal (volume de distribuição) do indivíduo, *ou seja,* quanto maior for o peso corporal, menor é o pico plasmático e *vice-versa.*

Guy em 1979 salientou que, quando os níveis de fluoreto no plasma e na água potável são expressos em termos de μmol/L, e ppm, respetivamente, os valores são aproximadamente numericamente idênticos. Esta regra geral aplica-se ao estado pós-absortivo e a pessoas cuja principal fonte de fluoreto é a água potável. Assim, os níveis plasmáticos de flúor aumentam em proporção ao nível crónico de ingestão de flúor, *ou seja,* os níveis de flúor nos fluidos corporais não são controlados homeostaticamente como se acreditava antigamente e, portanto, os níveis plasmáticos de flúor são usados como um índice de exposição prévia ao ião.[24]

Uma vez que os níveis de fluoreto no plasma não são regulados homeostaticamente, não existe uma concentração fisiológica normal. O nível de fluoreto plasmático esperado numa pessoa normal, saudável, em jejum, residente há muito tempo numa comunidade com fluoretação da água de 1 ppm, é de aproximadamente 1 μM (0,019ppm).

MECANISMO DE DISTRIBUIÇÃO DOS TECIDOS MOLES:

Uma vez absorvido, o flúor é distribuído em poucos minutos através do fluido extracelular para a maioria dos órgãos e tecidos. A concentração de fluoreto na maioria dos tecidos moles é inferior ao nível plasmático, exceto nos rins saudáveis, onde, devido à produção de urina, pode ocorrer uma acumulação ocasional de fluoreto. O flúor atravessa a placenta e estudos demonstraram que o nível de flúor no feto é cerca de 75% do nível do sangue materno.[24]

Gedalia (1970) verificou que as concentrações de fluoreto no sangue materno e no osso fetal eram mais elevadas nas comunidades em que a água potável continha maiores concentrações de fluoreto.[25] O teor médio de fluoreto no sangue total materno de mulheres grávidas, pouco antes do parto, e no sangue do cordão umbilical obtido após a expulsão da placenta não foi significativamente diferente. Gedalia também descreveu que, quando a ingestão de flúor é baixa, o flúor passa livremente pela placenta, mas quando a ingestão de flúor é alta, a placenta desempenha um papel regulador e protege o feto do excesso.[26]

Existe uma relação de estado estacionário entre os níveis de fluoreto no plasma e nos tecidos moles. O termo estado estacionário implica que, embora os níveis de fluoreto plasmático e intracelular de um determinado tecido não sejam iguais, o rácio das suas concentrações é constante, mesmo quando os níveis de fluoreto plasmático estão a mudar rapidamente.[24]

Em 1979, Whitford et al. obtiveram as relações tecido/plasma de fluoreto nos tecidos de ratos 60 minutos após a administração de uma injeção intravenosa do radioisótopo. Em geral, estes rácios situam-se entre 0,4 e 0,9. A razão para o rim e o fémur inteiro excedeu a unidade, o que foi explicado pelo facto de o fluoreto no fluido tubular do nefrónio distal da ratazana ser normalmente cerca de 100 vezes mais concentrado do que no plasma e de o fluoreto ser um ávido captador de ossos. Os rácios para outros tecidos variaram entre 0,43 para a pele e 0,98 para o fígado.

Sempre que os níveis de fluoreto nos tecidos moles excederem os do plasma, deve suspeitar-se de calcificação ectópica. É de salientar que, na ausência de calcificação ectópica, como a que pode ocorrer nas grandes artérias ou na placenta perto do termo, os tecidos moles não acumulam fluoreto.

Utilizando o método de Irvine et al. (1960), estes rácios foram utilizados para calcular os valores de pH intracelular de vários tecidos. Estes valores foram comparados favoravelmente com os valores de pH publicados que foram determinados por técnicas padrão. Este facto apoia fortemente a hipótese de que o HF, mas não o fluoreto iónico, está em equilíbrio de difusão através da membrana celular.

Fluidos corporais especiais:

Os fluidos corporais especiais estão separados dos outros fluidos por epitélios com as suas próprias caraterísticas de transporte. Com exceção da urina e, em certa medida, da saliva, os mecanismos subjacentes ao transporte de fluoreto para os fluidos corporais especiais praticamente não foram objeto de investigação. De especial interesse é o facto de a concentração de fluoreto no leite materno humano ser inferior à do plasma materno. Assim, a ingestão de flúor dos bebés que são exclusiva ou principalmente amamentados é invulgarmente baixa.

Em indivíduos com uma dieta normal, a concentração de flúor na saliva é de cerca de 1μM/L. Verificou-se que a concentração de flúor na saliva humana inteira pode ser muitas vezes maior do que a da saliva ductal parótida ou submandibular.

Especulou-se que os níveis mais elevados de fluoreto na saliva total se deviam a um ou mais dos seguintes factores:

- Mistura com fluido crevicular gengival

- Contaminação com fluido da placa bacteriana ou detritos da placa bacteriana que são ricos em fluoretos.

- As concentrações possivelmente mais elevadas de flúor nas secreções da glândula sublingual ou da mucosa menor

e,

- Dissolução de sais de fluoreto, como o fluoreto de cálcio, do esmalte superficial.

De acordo com os conhecimentos actuais, as concentrações de flúor na interface entre os fluidos orais e o esmalte de superfície ou a microflora oral são as mais susceptíveis de estarem envolvidas na ação cariostática do ião.

EXCREÇÃO DE FLUORETO:

Manipulação renal de fluoreto:

A principal via de excreção de fluoreto é *através* dos rins. Como o fluoreto iónico não está ligado às proteínas plasmáticas, a sua concentração no filtrado glomerular é indubitavelmente a mesma que no plasma.

Além disso, existe um "estado estacionário" entre as concentrações de fluoreto no plasma e na urina, *ou seja,* as concentrações de fluoreto no plasma e na urina tendem a aproximar-se muito uma da outra. Quando o fluoreto de qualquer fonte é ingerido e absorvido, as concentrações plasmáticas começam a aumentar quase imediatamente. Normalmente, atingem valores máximos na primeira hora. Depois disso, as concentrações diminuem rapidamente e, a menos que estejam envolvidas quantidades invulgarmente grandes de fluoreto, aproximam-se ou atingem os níveis anteriores à ingestão no espaço de três a seis horas. Durante estes períodos, os níveis de flúor da urina que entra na bexiga alteram-se proporcionalmente e quase simultaneamente. Esta relação tem implicações óbvias para estudos que visam estimar a ingestão de flúor com base nas concentrações de flúor urinário ou nas taxas de excreção.

Após a filtração glomerular, quantidades variáveis de fluoreto são reabsorvidas nos túbulos proximais e distais. O mecanismo envolvido é a difusão passiva simples. Tanto o fluxo urinário como o pH estão envolvidos na regulação da depuração renal do fluoreto.[24] Após a ingestão de uma pequena dose, ocorrem aumentos mensuráveis dos níveis plasmáticos de fluoreto nos primeiros minutos. Isto é consistente com o facto de o fluoreto ser parcialmente absorvido pelo estômago. O pico de concentração plasmática, seguido de um rápido declínio, ocorre tipicamente em cerca de 30-45 minutos. A remoção eficiente do fluoreto do plasma deve-se à excreção renal e à absorção pelo osso.

A depuração renal de fluoreto é uma medida da eficiência da eliminação renal de fluoreto. Esta taxa é definida como o volume de plasma que deve ter sido completamente eliminado de fluoreto num minuto A equação para a depuração é

Taxa de depuração = $([F]_u)$ (v) / $[F]_p$, em que,

$[F]_u$ é a concentração de fluoreto na urina,

(v) é o caudal urinário, e

$[F]_p$ é a concentração plasmática de fluoreto.

A depuração renal do fluoreto no adulto é normalmente de 30-50 ml/min. Em comparação com os outros halogéneos, cujas taxas de depuração são normalmente de cerca de 1,0 ml/min ou menos, os rins são muito eficientes na remoção de fluoreto do organismo.

Basicamente, o ião é livremente filtrado do plasma nos capilares glomerulares para o espaço urinário da cápsula de Bowman, após o que é submetido a um grau variável de reabsorção tubular.[24]

Os primeiros estudos sobre o mecanismo de reabsorção sugeriam que o ião era transportado em grande quantidade porque a taxa de depuração renal estava frequentemente correlacionada com a taxa de fluxo urinário. Estudos efectuados por Walser e Rahill (1966) sugeriram que o cloreto e o fluoreto eram reabsorvidos de forma coextensiva por uma via ou mecanismo comum. A percentagem de fluoreto filtrado reabsorvido pelos túbulos renais pode variar entre cerca de 10% e 90%. O grau de reabsorção depende em grande parte do pH do fluido tubular e do fluxo urinário. Assim, a taxa de depuração pode ser aumentada ou diminuída por alterações do caudal de urina, bem como do pH urinário.[24]

O mecanismo proposto para a reabsorção de fluoreto é semelhante ao da sua reabsorção gástrica e distribuição nos tecidos moles, na medida em que envolve a difusão do ácido fluorídrico e o epitélio é essencialmente impermeável ao fluoreto iónico. Quando a urina é relativamente alcalina, quase todo o fluoreto existe na forma iónica, que, devido à carga e ao tamanho, permanece no interior do túbulo para ser excretado. Quando a urina é relativamente ácida, existe proporcionalmente mais fluoreto na forma não associada, o que aumentará o gradiente de concentração de HF transtubular e, portanto, a taxa de difusão do túbulo para o fluido intersticial, deixando assim menos fluoreto para ser excretado. No fluido intersticial, onde o pH é mantido próximo da neutralidade, independentemente do pH do fluido tubular, o HF dissociar-se-ia e o ião fluoreto difundiria para os capilares relativamente "com fugas" e regressaria à circulação sistémica.

Uma vez que o rim é a principal via de excreção de fluoreto do organismo, cerca de 50% do fluoreto absorvido diariamente pelo TGI dos adultos é excretado na urina. Os factores que alteram o pH urinário podem afetar profundamente as caraterísticas quantitativas do metabolismo do ião. Estes factores incluem a composição da dieta, certas doenças metabólicas ou respiratórias, certos medicamentos e a altitude de residência. Qualquer um destes factores pode ter um impacto significativo no metabolismo global do fluoreto através de modificações do pH urinário. Por exemplo, uma dieta vegetariana promove uma urina mais alcalina do que uma dieta composta principalmente de carne. Portanto, uma dieta vegetariana, quando comparada a uma dieta com carne, causaria um balanço de flúor menos positivo. Ou seja, proporcionalmente menos flúor permaneceria no corpo para ser depositado nos dentes e ossos.

Existem várias perturbações metabólicas ou respiratórias que podem causar distúrbios no equilíbrio ácido-base e alterações no pH urinário que, por sua vez, afectariam o metabolismo e o impacto biológico do flúor. Entre estas incluem-se a diabetes mellitus, a acidose tubular renal (que provoca uma acidose sistémica mas uma urina alcalina), os estados asmáticos e as doenças pulmonares obstrutivas crónicas.

De um modo geral, 40-60% de uma dose ingerida é encontrada na urina. Esta percentagem pode, no entanto, variar consideravelmente, uma vez que é influenciada pelo grau de absorção pelo osso, que por sua vez é determinado pela idade do indivíduo e pela sua ingestão atual e passada de flúor, pelo que a retenção de flúor será, em geral, muito maior numa criança. É portanto evidente que, a curto prazo, é o rim que regula o metabolismo global do flúor e, por outro lado, o osso é o "órgão" correspondente para a regulação a longo prazo.

As crianças excretam relativamente menos fluoreto ingerido; este facto tem sido atribuído ao aumento das taxas de absorção de fluoreto pelos ossos e outros tecidos calcificados nas crianças. É provável que as crianças com menos de 6 anos de idade excretem na urina menos de 30% do fluoreto ingerido.

EXCREÇÃO *POR* OUTRAS VIAS:

Excreção através da saliva:

A concentração de fluoreto na saliva reflecte a do plasma e é cerca de dois terços do nível plasmático. Isto só é verdade se a saliva for recolhida diretamente dos orifícios dos ductos.[24]

Excreção através do leite materno:

A transferência de fluoreto do sangue para o leite materno é limitada. A alteração da concentração plasmática de flúor influencia a concentração de flúor no leite materno apenas até um certo ponto. O teor de flúor do leite materno humano representa um ponto de referência para a ingestão diária natural de flúor durante os primeiros seis meses de vida. A concentração de flúor no colostro e no leite materno maduro é considerada a mesma, *ou seja,* 0,4 μM. 7[2]

Excreção através das fezes e do suor:

Estas vias são de menor importância. O fluoreto fecal representa normalmente menos de 10% da quantidade ingerida por dia, *ou seja*, mais de 90% é tipicamente absorvido. Na presença de concentrações elevadas de certos catiões divalentes e trivalentes, a absorção de fluoreto pode ser diminuída. Em climas temperados, a excreção de fluoreto pelo suor é geralmente insignificante.[28]

ABSORÇÃO PELOS TECIDOS CALCIFICADOS:

A absorção de fluoreto pelo osso e outros tecidos calcificados é o segundo maior mecanismo pelo qual o fluoreto é eliminado do plasma e de outros fluidos corporais. Do flúor que está presente no organismo num dado momento, aproximadamente 99% está associado aos tecidos duros.[24]

Neuman e Neuman, em 1958, propuseram que a absorção de fluoreto do fluido extracelular pelo osso ocorre através de um processo em três fases

(1) Por troca iónica no invólucro de hidratação do cristalito

(2) Por troca com um ião ou grupo na superfície do cristalito, e

(3) Por migração de iões da superfície para espaços vagos mais profundos dentro do cristalito.

O fluoreto associado ao osso não está irreversivelmente ligado, mas pode ser mobilizado por

(1) Troca isoiónica ou heteroiónica entre o fluido intersticial e o invólucro de hidratação ou a superfície cristalina, e

(2) A longo prazo, através do processo contínuo de remodelação óssea.

Isto foi demonstrado em indivíduos que se mudaram de uma área com alta concentração de flúor para uma área com baixa concentração de flúor na água potável. Foi demonstrado que a concentração urinária de flúor nestes indivíduos permanecia invulgarmente elevada durante longos períodos. Assim, o flúor foi mobilizado lentamente, mas continuamente, a partir do esqueleto.

A principal variável que afecta a taxa de absorção de fluoreto pelo osso é a idade ou a fase de desenvolvimento do esqueleto. Vários relatórios indicaram que a quantidade de fluoreto absorvida pelo osso e retida no organismo está inversamente relacionada com a idade. A explicação mais plausível para a dependência da retenção de flúor em relação à idade é o facto de os cristalitos do osso mais jovem serem mais pequenos, mais numerosos e pouco organizados. Eles são altamente hidratados e, portanto, oferecem uma área de superfície muito maior para a absorção de flúor do que o osso maduro. Nos idosos, é provável que a perda líquida de flúor do osso ocorra devido ao aumento da taxa de reabsorção óssea em relação à taxa de acreção óssea.[24]

MECANISMO DE ACÇÃO DOS FLUORETOS

Os tecidos duros do corpo, nomeadamente os ossos e os dentes, são constituídos por uma parte orgânica e uma parte inorgânica. Os principais constituintes químicos do esmalte são o Ca^{++} , o PO^{-3} 4, o OH^{-} e o carbonato (CO^{-2} 3). A disposição espacial destes iões forma microcristais no esmalte e na dentina designados por hidroxiapatite {Ca10(PO4)6 (OH)2}. O CO^{-2} 3 é uma parte integrante dos cristais de apatite relativamente grandes do esmalte. Juntamente com estes elementos, a fase inorgânica dos dentes contém um grande número de oligoelementos como F^{-} , Mg, Mo, Sr, Cl, Na, etc. O mais significativo entre eles é o Fl .$^{-}$

A hidroxiapatite é formada pelo arranjo espacial de um grande número de unidades repetitivas designadas por cristal. A unidade espacial mais pequena do cristal de HA é designada por célula unitária, que é formada por $10Ca^{++}$, $6PO^{-3}$ 4 e OH^{-} . Não podem existir células unitárias individuais ou isoladas. Assim, Ca10(PO4)6 (OH)2 não representa a fórmula molecular da célula unitária, mas sim o número mínimo de átomos necessários para formar uma célula unitária através da sua interação espacial.

Cada unidade forma um losango com os eixos a e b situados no mesmo plano, formando o chão e o teto do losango. Cada lado mede $9{,}42A^{0}$ e tem dois ângulos de 60^{0} e 120^{0} . A altura da célula unitária, o eixo C, em ângulo reto com o plano a-b e paralelo ao eixo longo do cristal, mede 6,88 A^{0} . O diagrama $\perp$ representa a localização do OH^{-} e do Ca^{+2} numa célula unitária repetitiva.

Os OH^{-} estão dispostos em colunas paralelas ao eixo C a distâncias de $1/4^{th}$ e $3/4^{th}$ da altura do eixo C. À volta desta coluna, os Ca^{++} formam um Δ equilátero paralelo ao plano a-b. Os sucessivos Ca^{++} Δ^{s} são rodados 180^{0} entre si, formando assim uma simetria de eixo de parafuso. Este empilhamento de dois triângulos deste tipo mostra que não se sobrepõem, mas que estão desfasados 60 .^{0}

Além disso, os iões Ca^{++} estão também localizados em colunas verticais, paralelas ao eixo C-. Uma delas está situada imediatamente acima ou abaixo do ponto intermédio entre as extremidades da chamada e a outra imediatamente acima ou abaixo do plano a-b.

Os iões fosfato ocupam a maior parte do espaço dentro de cada unidade de chamada. Têm uma estrutura tetraédrica com o fósforo no centro e um oxigénio em cada vértice .[29]

Fluorapatite:

A fluorapatite tem uma estrutura básica semelhante à da hidroxiapatite. É formada pela substituição do grupo dipolar OH^{-} pelo grupo mais pequeno Fl^{-} . Isto resulta numa estrutura cristalina mais perfeita. A substituição do OH^{-} pelo Fl^{-} exerce vários efeitos importantes nas propriedades físicas e químicas do cristal, o que explica a ação cariostática do flúor no esmalte.

O papel cariostático e o seu mecanismo de ação foram explicados em pormenor nos parágrafos seguintes.

Foram propostos vários mecanismos para a ação cariostática do flúor, que podem ser explicados da seguinte forma

(A) Efeito na cristalinidade e solubilidade do esmalte.

(B) Efeito sobre as enzimas bacterianas.

(C) Efeito na morfologia do dente.

(D) Efeito na formação da placa bacteriana.

(E) Papel na remineralização do esmalte.

Efeito na cristalinidade e solubilidade do esmalte

A incorporação de fluoreto resulta na formação de cristais maiores e mais estáveis. O fluoreto substitui o OH^- do centro do triângulo Ca^{++}. Forma fortes forças de interação de coulomb com o Ca^{++}, diminuindo assim a dimensão deste eixo.[30]

Os cristais de hidroxiapatite são conhecidos por terem vazios inerentes devido à falta de grupos hidroxilo, o que os torna instáveis.

No cristal de hidroxiapatite, o grupo OH^- está presente ligeiramente acima ou abaixo do plano formado pelo ião Ca^{++}. Para manter a simetria, deve estar presente um número igual de iões OH^- em ambos os lados do plano Ca^{++}.

Por vezes, quando os hidrogénios de grupos OH^- adjacentes apontam uns para os outros, isto resulta na interferência estéarica, resultando na eliminação de um grupo OH^-, formando assim um vazio no local. Os vazios no cristal diminuem a estabilidade e aumentam a reatividade química. Quando estes vazios são preenchidos por Fl^-, a estabilidade do cristal aumenta e a reatividade diminui. A maior estabilidade do cristal confere menor solubilidade e maior resistência à dissolução em ácidos. A incorporação de uma pequena quantidade de Fl^- no cristal de apatite melhora consideravelmente as suas propriedades.

O flúor também desempenha um papel na conversão do $Ca_3(PO_4)_2$ amorfo em hidroxiapatite cristalina. Estes dois mecanismos ocorrem durante a formação do esmalte. Assim, uma vez concluída a formação do dente, o preenchimento dos espaços vazios é improvável.

Os iões Fl^- também formam ligações de hidrogénio com iões OH^- vizinhos, o que ajuda ainda mais na estabilização do cristal.

Efeito sobre as enzimas bacterianas

Verificou-se que os níveis de flúor de ocorrência natural não produzem quaisquer efeitos óbvios na composição da placa supragengival. Como postulado Fl^- pode causar

(a) Inibição de algum aspeto do metabolismo

(b) Inibição do crescimento

(c) Eliminação de bactérias

São necessárias concentrações inibitórias mínimas de 100-200 ug/m de NaF para inibir o crescimento de estreptococos orais, enquanto que concentrações até 30 vezes superiores são necessárias para serem bactericidas. Por conseguinte, não é de surpreender que os níveis de fluoreto que ocorrem naturalmente na placa bacteriana não causem qualquer alteração óbvia na comunidade da placa bacteriana.

No entanto, é bem conhecido que o Fl^- pode inibir os processos enzimáticos bacterianos envolvidos no metabolismo dos hidratos de carbono. Estudos in vitro indicam que o flúor desempenha os seguintes papéis inibitórios:

- O flúor inibe a exolase. A exolase é uma enzima da glicólise que converte o 2-fosfoglicerato (2PGA) em P-exotpiruvato (PEP). A exolase necessita do ião Mg^{++} para a sua atividade. O Fl^- forma um complexo com o Mg^{++}, inibindo assim a enzima.

- O flúor também pode inibir indiretamente o transporte de açúcar. O PEP é necessário para o transporte de glucose em micróbios como o S. Salivarius, como se mostra na seguinte equação glu + PEP + Glu - 6 - P + Piruvato

A adição de Fl^- inibe a produção de PEP através da inibição da etapa dependente da evolase na glicólise. Isto inibe indiretamente o transporte de glucose .[31,32]

❖ O Fl- também inibe o transporte de glicose através da força protonmotiva (PMF). As células bacterianas são capazes de bombear protões (H^+) do citoplasma para o meio externo. Isto cria um gradiente eletroquímico de protões (Δ pH) entre o citoplasma e o meio externo. Este gradiente pode ser utilizado para efetuar trabalho biológico, como a síntese de ATP, o movimento flagelar e o transporte de solutos. A glicose pode ser transportada para o interior da célula (contra o seu gradiente de concentração) em conjunto com um protão, utilizando o gradiente de protões. A entrada de HF nas células e a sua dissociação em H^+ e F^- tenderá imediatamente a dissipar o gradiente transmembranar de pH, dificultando assim o transporte de glucose em simporte com H .[+32]

O Fl^- também inibe a H^+ - ATPases, uma enzima ligada à membrana, necessária para extrudir protões da célula, mantendo assim o gradiente eletroquímico através da célula.

❖ O Fl- também inibe as outras fosfatases bacterianas que utilizam o Mg^{++} como coenzima.

❖ Foi demonstrado que o Fl- reduz o conteúdo celular de k+ e de fosfato inorgânico. Isto resulta numa redução da resistência à acidez do crescimento e do metabolismo estreptocócico .[33]

Verificou-se que uma diminuição do pH resulta numa maior ação inibidora do metabolismo bacteriano dos hidratos de carbono. Isto deve-se principalmente ao facto de o ácido fluorídrico unificado, formado a valores de pH mais baixos, se difundir mais facilmente nas bactérias do que os iões Fl^- .

❖ Alguns investigadores descobriram que, quando uma população bacteriana é exposta ao Fl^- , algumas das células bacterianas podem sofrer mutações de modo a conferir resistência ao Fl^- . Estas mutações podem também alterar a patogenicidade dos micróbios, tornando-os não patogénicos e impedindo assim a ocorrência da doença .[33]

Efeito na formação de placas

Quando o Fl^- é incorporado no esmalte durante a sua formação, altera a carga da superfície ou a energia livre. Isto, por sua vez, altera a deposição da película e, subsequentemente, a formação da placa bacteriana .[34]

Efeito na morfologia do dente

Diz-se que o flúor influencia a morfologia dos dentes em humanos e em animais experimentais. Os investigadores referem que os diâmetros e a profundidade das cúspides dos dentes são mais pequenos se o flúor estiver presente durante o desenvolvimento dos dentes. Estas alterações tornam os dentes mais autolimpantes. As fissuras superficiais acumulariam menos placa bacteriana e seriam mais fáceis de manter limpas do que as fissuras profundas .[35]

Efeito na remineralização do esmalte

O processo de cárie é dinâmico, com períodos de desmineralização quando os pHs da placa são baixos, alternando com períodos de remineralização à medida que o pH aumenta devido ao efeito tampão da saliva e da placa e à elevada concentração de Ca^{++} e PO^{-3} 4 presentes. A presença de quantidades vestigiais de fluoretos, libertados do esmalte ou normalmente presentes no fluido da placa bacteriana, é fundamental para que o processo seja conduzido no sentido da remineralização.

Foi referido por Koutourides et al. em 1961 que a adição, in vitro, de 0,05 mM de fluoreto a soluções de fosfato de cálcio utilizadas para remineralizar esmalte parcialmente desmineralizado provoca um aumento de 8 vezes na taxa de remineralização .[36]

TOXICIDADE AGUDA DO FLUORETO

th **Perspetiva histórica -** Durante a segunda metade do século XIX e a primeira metade do século XX, o fluoreto de sódio foi utilizado como pesticida. Era frequentemente armazenado em locais onde os residentes tinham acesso ao composto. Por esse motivo, ocorreram muitos casos de intoxicação aguda acidental e intencional por fluoreto. Lidbech et al. (1943) descreveram um dos envenenamentos em massa que ocorreram durante esse período.[37] No hospital do estado do Oregon, uma refeição nocturna de ovos mexidos foi preparada com fluoreto de sódio que tinha sido confundido com leite em pó. Aproximadamente 17 libras de NaF foram adicionadas a 10 galões de ovos. Registaram-se 263 casos de envenenamento agudo, dos quais 47 terminaram em morte. Foram registados outros incidentes semelhantes em que o fluoreto de sódio foi confundido com biocarbonato de sódio ou amido de milho. Em 1965, Hodge e Smith observaram que houve mais de 600 mortes induzidas por fluoreto nos EUA desde 1933, e que aproximadamente 1% de todas as intoxicações fatais foram devidas ao fluoreto.

Situação atual - Com a possível exceção dos produtos dentários fluoretados, os compostos de flúor são raramente encontrados nos lares actuais e a incidência de envenenamentos graves por flúor diminuiu em conformidade. Litovitz (1990) relatou um caso em que um técnico de farmácia deu por engano a um homem de 73 anos fluoreto estanoso em vez de água destilada para tomar com a sua medicação.[38] Depois de engolir uma quantidade desconhecida da solução, o homem vomitou e teve "diarreia explosiva". Foi levado para um centro de emergência onde apresentou muitos sinais e sintomas de envenenamento agudo por fluoreto, incluindo hemoptise, cãibras nos braços e pernas, broncoespasmo, paragem cardíaca, fibrilhação ventricular, pupilas fixas e dilatadas, hipercalemia e hipocalcemia (4mg%).

MANIFESTAÇÕES:

Quando quantidades suficientemente grandes de flúor são ingeridas numa única dose, desenvolve-se rapidamente uma cadeia catastrófica de acontecimentos.

Os primeiros efeitos sentidos pela vítima incluem geralmente náuseas, vómitos e dores abdominais tipo cãibras ou ardor.

Pode haver salivação excessiva, secreções mucosas do nariz e da boca, fraqueza generalizada, paralisia dos músculos da deglutição, espasmos carpopedais ou espasmos das extremidades, tetania e convulsões generalizadas.

O pulso pode estar fraco ou não ser detetável. A tensão arterial desce frequentemente para níveis perigosamente baixos numa determinada altura do episódio tóxico.

Como a respiração é deprimida, desenvolve-se uma acidose respiratória.

Os níveis plasmáticos de potássio estão elevados, indicando um efeito tóxico generalizado na função da membrana celular. Podem desenvolver-se arritmias cardíacas em associação com a hipercalemia.

Os níveis de cálcio no plasma estão tipicamente deprimidos, por vezes para valores extraordinariamente baixos (5mg% ou menos).

A desorientação extrema ou o coma precedem normalmente a morte, que ocorre frequentemente nas primeiras horas após a ingestão de fluoreto.

Mecanismo de intoxicação aguda: [40]

O mecanismo exato é ainda obscuro. Estudos de várias fontes indicaram como surgem alguns dos efeitos.

As náuseas, os vómitos e a diarreia em alguns casos podem ser atribuídos à ingestão de uma solução salina hipertónica que é irritante para a mucosa do estômago. A ação local dos fluoretos nos tecidos da mucosa contribui certamente para estes efeitos.

Quando absorvido, o flúor forma fortes complexos com o cálcio. Provavelmente, as acções mais importantes dos fluoretos são as que se exercem sobre as enzimas, alguns dos processos metabólicos básicos e necessários na célula são interrompidos por concentrações de fluoreto como as encontradas em envenenamento agudo. Estas alterações são comparáveis às observadas em anoxia de alto grau e constituem a base para a descrição dos fluoretos como venenos protoplasmáticos gerais.

Factores que afectam a toxicidade aguda:

Existem grandes diferenças entre os compostos de fluoreto no que respeita à biodisponibilidade/absorção de fluoreto e, por conseguinte, aos seus potenciais tóxicos agudos. Estas diferenças estão relacionadas com as solubilidades dos compostos.

O monofluorofosfato dissódico (MFP) é o composto de fluoreto mais comummente utilizado nos dentífricos. O fluoreto no MFP está ligado covalentemente ao fósforo. Ao contrário do fluoreto do fluoreto de sódio, que é iónico e rapidamente absorvido pelo estômago e pelo início do intestino delgado, o fluoreto do MFP tem de ser hidrolisado principalmente por fosfatases antes de ocorrer uma absorção apreciável.[41]

Dado que a mucosa do estômago tem pouca atividade de fosfatase, a molécula tem de passar para o intestino antes de poderem ser absorvidas quantidades quantitativamente importantes de fluoreto. A absorção retardada resulta em níveis plasmáticos máximos mais baixos do que os obtidos com a ingestão de fluoreto de sódio.

Assim, quando o MFP é ingerido, estão disponíveis concentrações mais baixas de fluoreto iónico para irritar a mucosa gástrica em comparação com o fluoreto de sódio (Whitford, 1983). A biodisponibilidade final do fluoreto proveniente do MFP é, no entanto, apenas ligeiramente inferior à do fluoreto de sódio.

A dose tóxica:

Devido às diversas variáveis que afectam o resultado do envenenamento agudo por fluoreto, não é surpreendente que a dose fatal seja incerta e que a dose exacta envolvida não seja conhecida com precisão.

A dose letal aguda ou a **dose letal certa (CLD)**

de fluoreto é de 32-64 mg/ kg de peso corporal, *ou seja*, para um adulto de 70 kg de peso corporal, poderia ser aproximadamente 2,2 g de fluoreto e a **Dose Tolerada com Segurança** ou a DST é de 8-16 mg/ kg de peso corporal.

Dose provavelmente tóxica (PTD):

A PTD é definida como "a dose mínima que pode causar sinais e sintomas tóxicos, incluindo a morte, e que deve desencadear uma intervenção terapêutica imediata e hospitalização".

Whitford (1990) concluiu que a dose provavelmente tóxica ou a PTD é de 5mg F/ kg de peso corporal. Isto não significa que doses inferiores a 5,0mg/kg devam ser consideradas inócuas.

As razões para estas variações tão grandes quanto à dose letal podem ser: [39]

(a) A quantidade de flúor efetivamente ingerida pelo indivíduo é apenas uma estimativa.

(b) Parte do fluoreto ingerido é perdido no vómito.

(c) O fluoreto não absorvido que permanece no TGI não tem qualquer influência na causa da morte; a parte do veneno que foi absorvida na circulação e nos tecidos é a única responsável pela morte do indivíduo.

(d) O flúor é rapidamente excretado na urina.

GESTÃO DA TOXICIDADE AGUDA :[41]

De um modo geral, o prognóstico do envenenamento agudo por fluoreto deve ser caracterizado como mau; a mortalidade é elevada. O tratamento deve ser iniciado rapidamente para ter alguma hipótese de ser eficaz.

Gestão imediata:

a. Retardar a absorção gástrica:

O tratamento imediato deve ter como objetivo reduzir a quantidade de fluoreto disponível para absorção a partir do TGI. É possível que uma anacidez relativa existente reduza a possibilidade de absorção, melhorando assim o prognóstico.

b. Induzir o vómito:

O facto de haver ou não vómitos é de importância vital para o prognóstico. Assim, o vómito deve ser induzido através da administração de um emético, como o ipecacuanha. Segue-se a administração oral de cloreto de cálcio ou gluconato de cálcio a 1%. Se as soluções que contêm cálcio não estiverem disponíveis, deve ser administrada a quantidade de leite que for possível ingerir.

O vómito não deve ser induzido se a vítima não tiver reflexo de vómito ou se estiver inconsciente ou em convulsão, devido ao perigo de aspiração.

c. Transportar imediatamente o doente para o hospital:

O doente deve ser transportado para o hospital o mais rapidamente possível.

Gestão hospitalar :[41]

No hospital, o tratamento médico dependerá dos sinais e sintomas. A terapia racional é a injeção *i.v.* de um sal de cálcio solúvel, a que se deve juntar a lavagem gástrica e a administração peroral de uma solução de cloreto de cálcio, talvez leite.

a. Induzir o vómito:

Se o vómito ainda não tiver ocorrido, deve ser induzido. Nos casos em que o vómito não tenha sido induzido devido ao receio de aspiração, deve ser inserido um tubo endotraqueal com balão, seguido de lavagem gástrica com uma solução contendo cálcio ou carvão ativado.

b. Lavagem gástrica:

A lavagem completa do estômago é feita com água de cal ou com uma solução fraca de cloreto de cálcio (1%), se não houver água de cal imediatamente disponível. Se não houver nenhuma destas soluções, deve usar-se água repetidamente em pequenas quantidades.

c. Tratar os sinais de tetania:

Ao aparecimento de quaisquer sinais sugestivos de tetania, deve ser administrada sem demora uma injeção *intravenosa* de solução de gluconato de cálcio a 10% ou, se esta não estiver disponível, deve ser administrada uma injeção muito cautelosa de uma solução muito diluída de cloreto de cálcio.

d. Volume e pH da urina:

É necessário manter um volume elevado de urina. A urina pode ser alcalinizada com a ajuda de uma mistura alcalina, o que, por sua vez, aumentaria a taxa efectiva de excreção urinária de fluoreto.

e. Manter as vias respiratórias e a circulação:

Se o doente for sintomático, deve ser dada atenção imediata ao estabelecimento de uma via aérea desobstruída, de um cateter *intravenoso* e à monitorização e manutenção da circulação cardio-vascular.

f. Substituição de fluidos:

Pode ser necessária a reposição de fluidos devido a vómitos, diarreia ou hemorragia gastrointestinal e para manter o débito urinário. Os fluidos *i.v.* devem incluir bicarbonato de sódio ou solução de Ringer com lactato para minimizar o grau de acidose. Isto também eleva o pH urinário, o que aumenta a taxa de excreção de fluoreto. A acetazolamida pode ser um adjuvante útil para estes fins.

g. Análises bioquímicas e terapia de apoio:

Devem ser colhidas amostras de sangue de uma em uma hora para análise das concentrações de fluoreto no plasma. Pode ser necessária uma avaliação contínua da hipercalemia e hipocalcemia através de análises químicas do soro, monitorização do ECG e testes de excitabilidade muscular ou tetania.

Deve ser feita uma reposição i.v. intermédia de cálcio, administração de glicose, terapia de O_2, respiração artificial, conversão electrocardíaca, hemodiálise (com uma solução de água sem flúor) ou outras terapias de apoio, conforme necessário.

No entanto, estes devem continuar até que os sinais vitais, o perfil químico do soro e o estado de alerta mental estejam dentro dos valores normais .[41]

FLUOROSE DENTÁRIA

Fejerskov (1990), definiu a fluorose dentária como "a condição de alteração hipomineralizada permanente com aumento da porosidade superficial e subsuperficial resultante do excesso de flúor que atinge o dente em desenvolvimento antes da erupção".[42]

A ingestão de flúor a longo prazo durante a formação do esmalte resulta num conjunto contínuo de alterações clínicas do esmalte, que variam desde finas linhas brancas no esmalte até um esmalte opaco e gravemente calcário que se parte logo após a erupção do dente. O esmalte é manchado e esburacado em vários graus, dependendo em grande parte da quantidade de flúor ingerida. Nas suas formas mais graves, a fluorose pode alterar a morfologia da coroa do dente. Esta descoloração dos dentes é esteticamente desagradável e representa um desafio para o operador na reabilitação.

Caraterísticas clínicas de gravidade crescente:

Os primeiros sinais de fluorose dentária são finas estrias brancas na superfície do esmalte. Estas linhas finas seguem o padrão perikymata e podem ser melhor distinguidas secando a superfície do dente. Mesmo nesta fase da fluorose dentária, as pontas das cúspides, os bordos incisais ou as cristas marginais podem aparecer com uma cor branca opaca, o fenómeno "snow cap".

Em dentes ligeiramente mais afectados, as linhas brancas são mais largas e mais pronunciadas. Ocasionalmente, ocorre a fusão de várias linhas para produzir áreas mais pequenas, irregulares, turvas ou brancas como papel espalhadas pela superfície.

Com o aumento da gravidade, toda a superfície do dente exibe áreas brancas distintas, irregulares, opacas ou turvas. Entre estas opacidades irregulares, são frequentemente visíveis linhas periquimáticas acentuadas. Frequentemente, o esmalte cervical aparece mais homogeneamente opaco e a parte mesio-incisal dos incisivos superiores pode exibir vários graus de descoloração acastanhada. Estas manchas acastanhadas são o resultado de manchas pós-eruptivas. Em casos raros, as áreas irregulares e turvas podem apresentar pequenos defeitos na superfície do esmalte devido a danos na camada superficial que cobre a porosidade subsuperficial particularmente pronunciada do tecido.

O próximo grau de severidade manifesta-se como áreas opacas irregulares que se fundem de modo a que toda a superfície do dente pareça branca calcária. Na altura da erupção, esta fase pode variar clinicamente de um dente branco opaco que parece relativamente duro à sondagem, até um dente totalmente calcário que, imediatamente após a erupção, apresenta danos na superfície. Quando estas superfícies são sondadas vigorosamente, parte do esmalte superficial pode descamar.

Em estágios ainda mais graves, a superfície do dente é totalmente opaca com perda focal do esmalte mais externo. Estes pequenos defeitos de esmalte são normalmente designados por "fossas". As fossas podem variar em diâmetro e ocorrem dispersas pela superfície, embora mais frequentemente ocorram ao longo da metade incisal/oclusal do dente. Com o aumento da gravidade, estas fossas fundem-se para formar bandas horizontais. Em dentes mais severamente afectados, a confluência das áreas com buracos produz áreas "corroídas" maiores. Ao longo dos bordos incisais e das cúspides, o esmalte superficial descama frequentemente. As fossas e outras áreas danificadas aparecem frequentemente descoloridas.

Em última análise, os dentes mais severamente fluoróticos exibiram uma perda quase total do esmalte da superfície, sendo a morfologia normal do dente severamente afetada. A perda de esmalte superficial pode ser tão extensa que só resta um rebordo cervical de esmalte intacto e marcadamente opaco. A parte restante do dente apresenta frequentemente uma descoloração acastanhada escura. A descoloração depende inteiramente de condições ambientais pós-eruptivas, como hábitos alimentares, e o grau de descoloração não deve, portanto, ser usado como uma indicação da gravidade da fluorose como tal.

Quando os dentes são altamente opacos no momento da erupção, eles são muito suscetíveis ao atrito e a abrasão oclusal extensa é frequentemente observada em áreas com alto teor de flúor, mesmo em indivíduos jovens. É importante enfatizar que a perda de esmalte na fluorose dentária, seja focal ou extensa, envolve apenas o esmalte superficial e não toda a espessura do esmalte.

A margem de segurança entre os efeitos benéficos do flúor e a primeira reação tóxica detetável é pequena, de cerca de 2-5 vezes, pelo que as quantidades usadas e ingeridas têm de ser determinadas com bastante precisão. O nível estável de platô de fluoreto plasmático no adulto saudável é de cerca de 1,5μmol/L, e há muito se acredita que são os frequentes "picos" de aumento, em vez de aumentos no nível de platô, que levam à fluorose.

A fluorose dentária é uma condição dependente da dose, de modo que altas ingestões durante o período crítico de desenvolvimento dos dentes resultarão em fluorose mais grave. No entanto, a relação entre a fluorose dentária e a ingestão de fluoreto em qualquer indivíduo não é necessariamente direta, pois pode haver uma série de condições fisiológicas conhecidas por afetar o desenvolvimento do esmalte. Essas condições incluem.[43]

a. Deficiência de cálcio

b. Perturbações do equilíbrio ácido-base

c. Perturbações do fluxo urinário

d. Manuseamento renal do flúor, e

e. A natureza da dieta. Outra evidência de uma variação considerável entre os indivíduos é o facto de a evidência epidemiológica não ser consistente com o conceito de nível limiar consistente de fluorose.

Uma hipótese sobre a influência do flúor no processo de mineralização:

Metabolismo dos proteoglicanos e glicosaminoglicanos:

Os proteoglicanos (PG) e os glicosaminoglicanos (GAG) têm sido implicados na mineralização dos ossos e dos dentes. Os GAG são heterossacáridos polianiónicos de cadeia longa que estão ligados covalentemente a uma proteína central específica para formar complexos de elevado peso molecular denominados subunidades de proteoglicanos. Os PGs e os GAGs foram isolados dos tecidos duros dos dentes incisivos de ratos. O principal GAG detectado foi o sulfato de condroitina, juntamente com vestígios de ácido hialurónico. Durante a fluorose, os PGs e os GAGs sofreram uma redução no tamanho molecular e na distribuição de cargas, uma caraterística que se intensificou com a progressão da fluorose.

A influência do flúor no processo de mineralização dos dentes pode ser explicada pelos seguintes mecanismos:

1. Tamanho molecular do PG:

O tamanho molecular reduzido do PG e do GAG indicaria que estes estariam num estado muito mais hidratado devido ao aumento da sua carga/área de superfície.

2. Sulfato de dermatano e mineralização:

O sulfato de dermatano está presente nos dentes fluoróticos e no osso esponjoso, e a sua presença prejudica o processo de mineralização, deixando locais descalcificados, o que é um fator importante na perturbação da deposição de fosfato de cálcio no osso e no dente.

3. Interação da substância moída com a fase mineral:

Os GAG interagem fortemente com a hidoxiapatite sintética, e esta interação é considerada iónica, mediada pelos grupos sulfato e carboxilo dos GAG. A interação é inibida pelo flúor e pelo fosfato, mas é reforçada pelo cálcio. O flúor compete com os locais de ligação do cálcio, impedindo a ligação do GAG à hidroxiapatite. A inibição pode ser ultrapassada pela adição de iões de cálcio em excesso. A implicação é que a presença *in vivo* de fluoreto afecta a interfase entre a substância fundamental e a frente de mineralização por impedimento estérico.

Alterações induzidas pelo flúor no esmalte humano:

O esmalte fluoretado é caracterizado pela retenção de amelogeninas na fase inicial de maturação e pela formação de um esmalte mais poroso com uma hipomineralização subsuperficial. O mecanismo pelo qual o flúor afecta o desenvolvimento do esmalte inclui efeitos específicos tanto nos ameloblastos como na matriz do esmalte em desenvolvimento. A modulação dos ameloblastos na fase de maturação é mais rápida no esmalte fluoretado do que no esmalte de controlo, e a atividade proteolítica no esmalte de maturação precoce fluoretado é reduzida em comparação com os controlos. O esmalte secretor parece ser mais suscetível aos efeitos do flúor após uma exposição aguda ao flúor, tal como pode ocorrer com suplementos de flúor. No entanto, tanto os estudos em animais como em humanos mostraram que a fase de transição/maturação precoce da formação do esmalte é mais suscetível aos efeitos da ingestão crónica de flúor em níveis acima do ideal de flúor na água potável. Seguem-se as razões que têm sido propostas para os defeitos do esmalte encontrados na fluorose do esmalte.[44]

1. Efeito na homeostase do cálcio:

O soro de humanos que consomem água com níveis de fluoreto suficientemente elevados para resultar em fluorose esquelética contém níveis elevados de hormona paratiroide (PTH), *embora* com níveis normais de cálcio total e iónico. Níveis elevados de fosfatase alcalina sérica e de osteocalcina sérica são também encontrados no soro de seres humanos expostos a níveis crónicos elevados de fluoreto. Os estudos indicam que, em vez de um efeito sistémico da homeostase do cálcio na regulação da PTH, a ingestão de níveis elevados de fluoreto pode aumentar especificamente a secreção de proteínas ou de hormonas. Uma estimulação direta dos osteoblastos ou das células paratiróides resultaria num aumento dos níveis séricos destas proteínas segregadas.[45,46]

2. Efeito na secreção e biossíntese de proteínas:

O flúor parece inibir a secreção de proteínas pelos ameloblastos secretores apenas a níveis muito elevados de flúor no soro. Paterson e colaboradores (1976) mostraram pequenas alterações na composição de aminoácidos das proteínas secretoras do esmalte de ratos que ingeriram 50 ppm de fluoreto na água potável. Estudos dos efeitos do flúor em culturas de órgãos *in vitro mostraram* rácios alterados de proteínas do esmalte extraídas com ácido fórmico e solúveis em água a 26 µmol/L de flúor.[47] Eastoe e Fejerskov (1984) sugeriram que a ação do flúor pode resultar numa falha desproporcionada na secreção de amelogeninas como fração da proteína total secretada.

3. Interações dos fluoretos com a matriz extracelular:

O flúor pode alterar a amelogénese através de um efeito direto na matriz extracelular do esmalte. Estes efeitos podem incluir alterações nas propriedades da matriz do esmalte através da ligação do flúor às proteínas específicas do esmalte, ou através de uma inibição direta das proteinases segregadas na matriz extracelular. Foi demonstrado que o esmalte fluoretado tem um teor aumentado de magnésio. No mineral ósseo, foi demonstrado que o flúor resulta num aumento do manganês e numa diminuição do carbonato, do citrato e do zinco. Estas alterações na química mineral podem afetar as interações mineral/matriz e a atividade enzimática. A ligação do flúor ao esmalte secretor e de maturação parece ser uma ligação iónica, possivelmente associada a cálcio ligado a proteínas que seria removido pela desmineralização.[48]

4. Alterações da hidrólise proteica:

Uma diferença importante entre o esmalte fluoretado e o esmalte de controlo é o atraso na retirada das amelogeninas no esmalte maduro fluoretado, em comparação com o esmalte de controlo. A retenção de amelogeninas na matriz do esmalte pode, portanto, ser responsável pelo defeito de hipomineralização do esmalte observado no esmalte fluoretado. Por conseguinte, uma retirada tardia das amelogeninas pode atrasar o crescimento dos cristais de esmalte, de modo que, quando o dente erupciona, o esmalte permanece incompletamente mineralizado.

O flúor pode afetar as proteinases responsáveis pela hidrólise das amelogeninas. A atividade reduzida das serino-proteinases da fase de maturação fluoretadas indica uma secreção alterada ou a ativação de amelogeninases no esmalte fluoretado da fase de maturação. Foi demonstrado que ocorre uma redução na atividade das serino-proteinases na presença de 1 mmol/L de cálcio e 5μmol/L de fluoreto. No entanto, a inibição não foi evidente quando a atividade proteolítica foi medida em relação ao cálcio iónico em vez do cálcio total. Por conseguinte, a inibição da atividade proteolítica na presença de fluoreto pode dever-se a uma redução do cálcio iónico devido à ligação ao fluoreto.

5. Efeitos do fluoreto nas células *in vitro*:

A exposição de células ao flúor a níveis mili-molares demonstrou ter uma série de efeitos citotóxicos, incluindo [49,50]

a. Uma inibição da proliferação celular,

b. Atraso na diferenciação celular, e

c. Aumento das concentrações de AMPc devido às interações do flúor com as proteínas G.

As proteínas G estão envolvidas no controlo de um conjunto diversificado de funções essenciais, incluindo o crescimento, a diferenciação, a organização do citoesqueleto e o transporte e secreção de vesículas intracelulares. Em concentrações mais baixas, foi demonstrado que o fluoreto (10μmol/L) estimula a osteogénese no mesênquima embrionário e estimula a proliferação celular dos osteoblastos e a atividade do fosfato alcalino.

Estudos sobre o efeito do flúor nos órgãos dentários em cultura mostraram vacuolização dos ameloblastos secretores a 52 μmol/L e hipermineralização da matriz do esmalte a 1,31μmol/L. Estes efeitos são dependentes da dose, e o maior efeito foi observado no esmalte mais jovem perto da ansa cervical.

6. Efeitos do flúor nos ameloblastos em diferenciação e pré-secretores:

Vários estudos indicaram que a ingestão sistémica de fluoreto altera a morfologia dentária. No entanto, os estudos de Bronckers et al. (1984) encontraram uma diferenciação normal de ameloblastos e odontoblastos em concentrações tão altas quanto 1,131 μmol/L de flúor.[51]

7. Efeitos do flúor nos ameloblastos secretores:

Os ameloblastos secretores de ratos expostos a níveis elevados crónicos (100ppm) de fluoreto

52 apresentam alterações morfológicas variáveis, caracterizadas por[52]

a. Modificações das superfícies apicais durante a formação inicial do esmalte

b. Compressão dos processos de Tomes por material ectópico lateral

c. Aumento da frequência e do tamanho dos lisossomas

d. Diminuição da absorção de prolina,

e. Vacuolação citoplasmática,

f. "Pinçado" dos processos de Tomes, e

g. Formação de quistos subameloblásticos.

8. Efeito do flúor nos ameloblastos em fase de maturação:

Na fase de maturação, a exposição crónica ao flúor resulta numa diminuição do número de modulações dos ameloblastos e num aumento da taxa de modulação. Esta modulação celular alterada pode ser devida a um efeito específico do flúor nos ameloblastos em maturação ou resultar de alterações na matriz do esmalte.[53,54]

Foi demonstrado que o flúor afecta a formação do esmalte na fase de maturação sem exposição prévia ao flúor, tanto em animais como em seres humanos. O esmalte em fase inicial de maturação pode ser particularmente suscetível aos efeitos do flúor. Um influxo de flúor nesta fase poderia alterar a proteólise da matriz, resultando numa matriz de esmalte com um elevado conteúdo orgânico.

Assim, é provável que a fluorose do esmalte possa resultar de uma série de mecanismos, e o grau de fluorose parece estar relacionado com o momento, a duração e a dose de exposição ao flúor. Tanto os estudos em animais como em humanos indicam que a fase de transição ou de maturação precoce é particularmente suscetível ao flúor. A exposição a níveis elevados de flúor durante a fase secretora também pode aumentar o risco de fluorose, aumentando as concentrações de flúor localmente durante o desenvolvimento do esmalte. Este mesmo risco de exposição na fase secretora não parece ocorrer em níveis mais baixos de exposição ao flúor, como na fluoretação da água .[54]

FLUOROSE ESQUELÉTICA

A exposição constante a um excesso de flúor durante um longo período de tempo conduz à fluorose esquelética. Tanto os jovens como os adultos são afectados por esta doença. Sintomaticamente, a fluorose esquelética divide-se em quatro fases[55]

1. Fase pré-clínica:

É largamente assintomática, com um ligeiro aumento da perda óssea detetável radiograficamente.

2. Fase I:

É a chamada fase da fluorose músculo-esquelética e caracteriza-se por dores esporádicas, rigidez das articulações, osteosclerose da bacia e das articulações.

3. Fase II:

É também designada por fase de fluorose degenerativa e destrutiva. Os doentes apresentam dores articulares crónicas, sintomas artríticos, ligeira calcificação dos ligamentos e aumento da osteosclerose do osso esponjoso com ou sem osteoporose dos ossos longos.

4. Fase III:

É a forma mais avançada de fluorose esquelética. É também designada por fluorose incapacitante e caracteriza-se pela limitação dos movimentos das articulações, calcificação dos ligamentos, deformações incapacitantes da coluna vertebral e das principais articulações, perda de massa muscular e defeitos neurológicos devido à compressão da medula espinal.

De acordo com a gravidade, Teotia et al[55] classificaram a fluorose clínica e radiograficamente da seguinte forma:

Clínico:

Ligeira: dores generalizadas nos ossos e articulações

Moderada: Sintomas ligeiros acompanhados de rigidez, rigidez e restrição

movimento da coluna vertebral e das articulações.

*Grave:*Sintomas de fluorose moderada juntamente com deformações em flexão da coluna vertebral e das ancas

e joelhos, genu-valgum, genu-varum, deformações em arco e rotativas das pernas, complicações neurológicas, paralisia e estado acamado.

No entanto, no caso das crianças, os casos graves de fluorose podem apresentar-se apenas sob a forma de genuvalgum ou genuvarum[5] 6 (Figura 3).

Figura 3, Um grupo de crianças com genuvalgum e genu varum

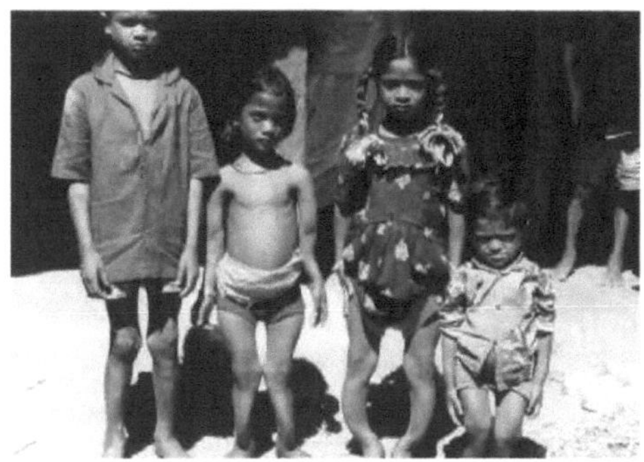

Radiológico:

Ligeira: apenas osteosclerose

Moderado: Sinais de fluorose ligeira juntamente com formação óssea periosteal, calcificações da membrana interóssea, ligamentos, ligações musculares, cápsulas e tendões.

Grave: Sinais de fluorose moderada com doença óssea metabólica associada (raquitismo, neo-ósseo-malácia, osteoporose, neo-ósseo-porose e hiperparatiroidismo secundário), exostose, osteofitose.

No entanto, alguns dos sinais radiológicos[57] como: córtex fino, reabsorção subperiosteal das falanges, linhas de paragem do crescimento, metáfise irregular e raquítica são observados principalmente em crianças em crescimento. Para além destas, as crianças com fluorose ligeira a moderada também podem apresentar a "Doença de Osgood Schedlar" ou a separação do tendão do quadricípite da tuborosidade da tíbia (Figura 4). Embora a literatura existente revele que a etiologia da doença de Osgood Schedlar é desconhecida, foram observados muitos casos deste tipo na área endémica de Madhya Pradesh .[58]

Figura 4. Raio X da articulação do joelho de uma criança de 8 anos de idade com a doença de Osgood Schedlar da área endémica de Mandla

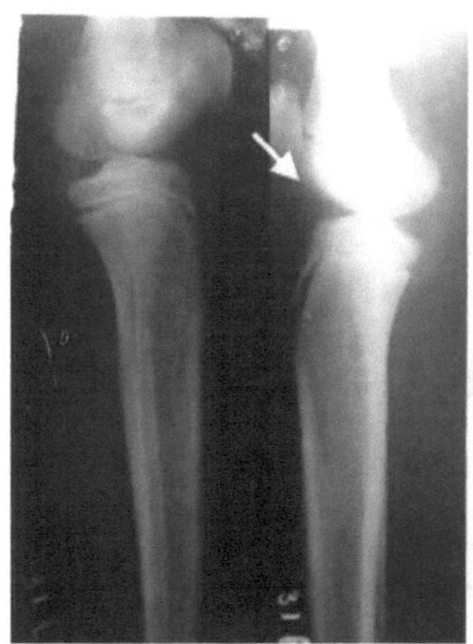

Manifestações neurológicas:

As manifestações neurológicas surgem numa fase muito tardia da fluorose esquelética. Apresenta-se normalmente como radiculomielopatia devido à compressão da medula espinal e das raízes nervosas por osteofitose e esclerose[59]. É a medula cervical e não o segmento dorsal que é normalmente afetado na fluorose esquelética. Embora a coluna lombar seja a primeira a apresentar alterações devido à fluorose, a compressão da cauda equina é muito rara. Em casos muito graves, a compressão da raiz leva à atrofia dos grupos musculares dos membros superiores e inferiores. Muitos doentes com fluorose têm dificuldade em andar, o que se deve à acroparestesia[6] 0. A exostose, que em casos graves se desenvolve principalmente à volta do joelho (Figura 5), pode provocar a compressão do nervo pleteal lateral, levando a parestesias e seguida de fraqueza nos membros.

Figura 5, (a) Exostose óssea imatura e (b) exostose óssea madura em duas crianças diferentes de 10 anos e 9 anos da área endémica de Madhya Pradesh

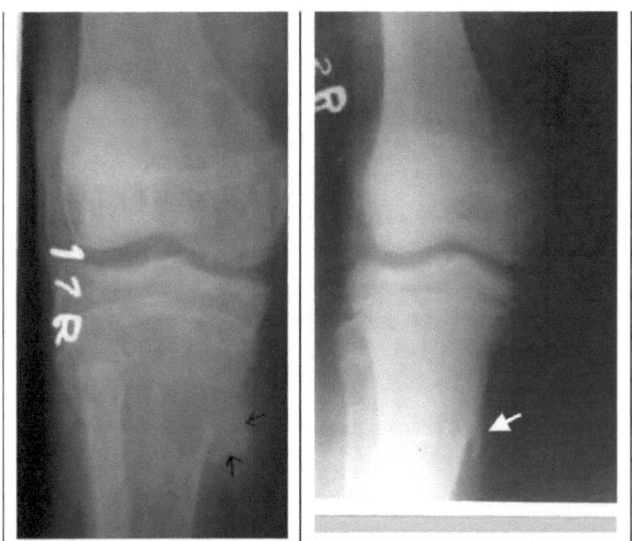

Matriz óssea:

As matrizes ósseas são basicamente constituídas por fibras de colagénio, GAGs e glicoproteínas, embora os ossos esponjosos e corticais sejam estrutural e bioquimicamente diferentes. O osso e os dentes são os únicos dois tecidos do corpo em que 80-85% da massa é constituída por proteína de colagénio. As glicoproteínas e os GAGS constituem os restantes 15-20% da massa.

Alterações ósseas:

Tanto a fluorose endémica como a industrial afectam a estrutura microscópica do tecido ósseo[61]. Foi demonstrado que os aspectos histopatológicos caraterísticos são perturbações na orientação das lamelas e sistemas haversianos alargados e mal formados. Encontram-se fibras irregulares anormais na matriz óssea.

A base e o ápice da exostose mostram canais haversianos alargados (túneis de reabsorção), particularmente no córtex perto da cavidade medular.

Os sistemas haversianos mosqueados e parcialmente mosqueados com maior número de lacunas e canalículos alargados estão presentes no osso fluorado.

É evidente que os ossos esponjosos acumulam a maior concentração de fluoreto. Por isso, os indivíduos afectados pela fluorose esquelética têm as manifestações clínicas confinadas às regiões onde existem ossos esponjosos.[62]

Alterações bioquímicas:

O osso cortical e o osso esponjoso são bioquimicamente diferentes. O osso esponjoso tem três vezes mais glicosaminoglicanos (GAG) do que o osso cortical, e estes no osso esponjoso são duplicados pela fluorose. A concentração de flúor no osso esponjoso é duas vezes maior do que no osso cortical. O flúor provoca o aparecimento no osso esponjoso de sulfato de dermatano (que está presente nos ligamentos, tendões, cartilagens e pele, mas não no osso normal ou nos dentes).

UMA ABORDAGEM MOLECULAR DA TOXICIDADE DO FLÚOR:

Foi estudado o quantum de fluoreto em diferentes tecidos e a sua cinética global. No colagénio, foram registadas as alterações nas proporções de prolina e lisina com as respectivas porções hidroxiladas. Os resíduos de hidroxiprolina diminuíram e os resíduos de prolina aumentaram.

A biossíntese da proteína do colagénio é consideravelmente reduzida nos animais tratados com NaF em comparação com os animais normais, independentemente de ser administrado um nível elevado ou baixo de fluoreto.

As ligações cruzadas de colagénio podem ser responsáveis por uma mineralização irregular que conduz à redução da resistência óssea, tal como sugerido pelo aumento da atividade da colagenase ligada ao colagénio.

A presença de sulfato de dermatano é um importante indicador funcional/estrutural do facto de o tecido, em circunstâncias normais, não estar destinado a ser calcificado. Assim, os tecidos calcificados, nomeadamente os ossos e os dentes, em circunstâncias normais, não contêm sulfato de dermatano. No entanto, após a ingestão de flúor por períodos prolongados, foi detectada a ocorrência de sulfato de dermatano no osso esponjoso, seguida da transformação do osso em loci cartilaginoso nas regiões de serviço do osso trabecular. O flúor acumula-se mais no osso esponjoso e sabe-se que as manifestações clínicas estão confinadas às regiões do osso esponjoso. São elas:

Coluna vertebral (corpo e espinha mediana das vértebras)

Articulação do joelho (patela)

Região da anca (crista ilíaca)

Articulações (epífise do osso longo)

Os teores de ácido siálico no soro, quando comparados com os respectivos teores de GAG em modelos animais fluorados e em seres humanos, revelaram uma redução dos níveis circulantes após a ingestão de fluoreto. Verificou-se que o rácio de ácido siálico em relação aos GAG é sensível para detetar a toxicidade do flúor em fases muito precoces, tanto em modelos humanos como em modelos animais.

REVERSIBILIDADE DA FLUOROSE ESQUELÉTICA:

A referência padrão sobre a toxicologia dos fluoretos durante todos estes anos foi a monografia, agora clássica, sobre a intoxicação por fluoretos, uma tese de doutoramento de 1937 de Kaj Roholm. O tema deste livro abrangente era a fluorose esquelética em trabalhadores da fábrica de criolite em Copenhaga, Dinamarca. Esta doença foi descoberta e descrita como uma nova entidade médica em 1932 por Moller e Gudjonsson que, por acaso, observaram o aspeto pesado do esqueleto nos raios X quando examinavam os trabalhadores da criolita para detetar uma possível silicose. Roholm deu seguimento a esta descoberta e efectuou um estudo exaustivo de todos os trabalhadores e grupos de reformados. Estudos experimentais em ratos, porcos, bezerros e cães foram incluídos na sua monografia. Roholm sugeriu que a osteosclerose poderia ser reversível. Esta sugestão é apoiada pela descoberta, em 1966, de que a fluorose identificada num dos doentes em 1957 tinha regredido.[63]

A meia-vida do flúor nos tecidos esqueléticos é de cerca de 8 anos, o que reflecte o processo de remodelação que ocorre nos tecidos ósseos. As informações sobre outras substâncias que procuram o osso concordaram com os dados sobre o flúor e confirmaram a libertação lenta de elementos incorporados no esqueleto. Em 1982, foram examinados quatro dos doentes de Roholm que estavam vivos. Foram obtidas radiografias do tórax, da coluna lombar e da pélvis dos quatro doentes. Todos eles apresentavam o seguinte padrão de regressão: diminuição da densidade do osso trabecular, mas persistência de osso cortical espessado e aspeto esbatido das trabéculas e das margens ósseas.

Posteriormente, Gupta et al[64] de Rajasthan relataram a reversão da fluorose clínica e dentária num pequeno grupo de pacientes. No entanto, o estudo carecia de evidências radiológicas.

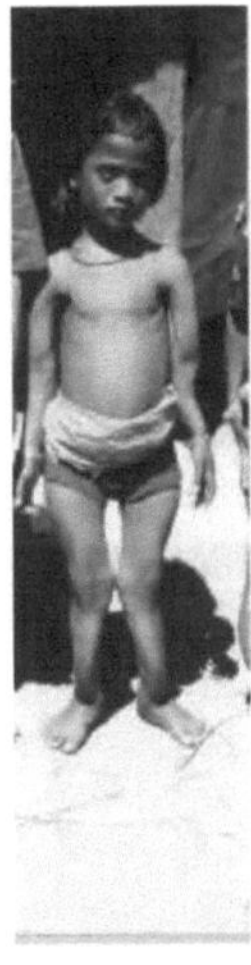

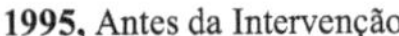

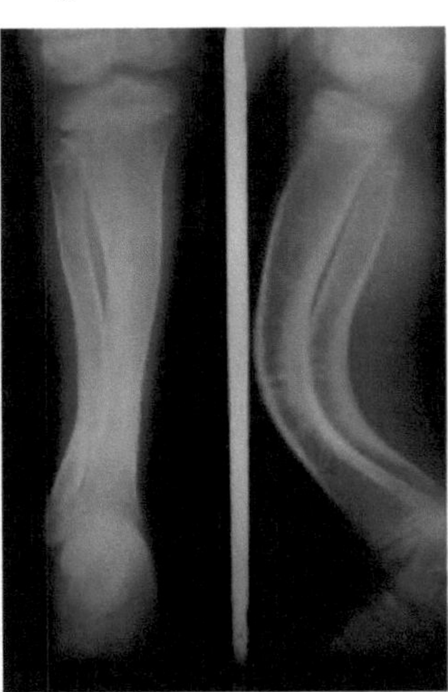

1995, Antes da Intervenção

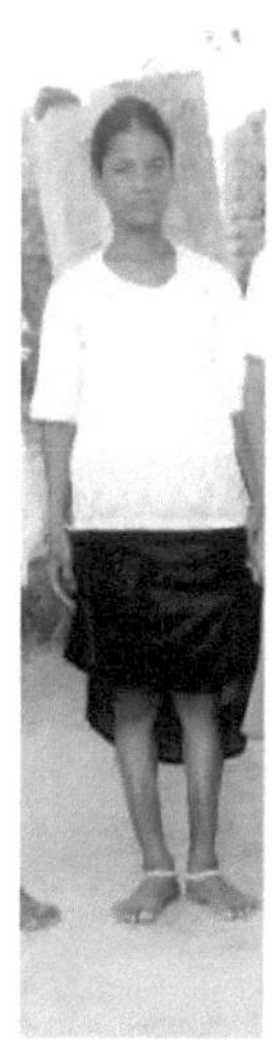

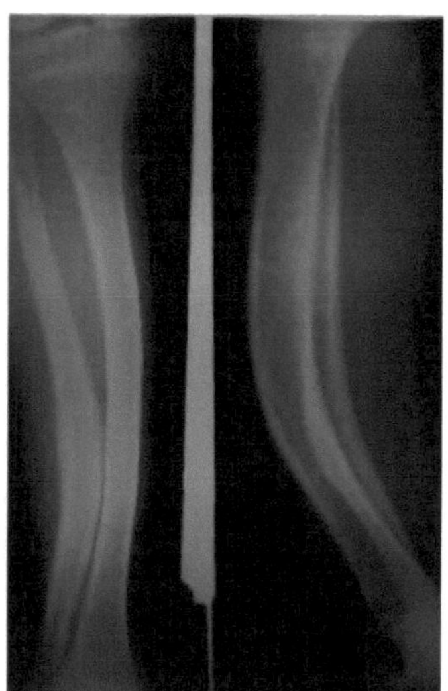

2004, Pós-intervenção

A reversão da lesão celular induzida por fluoreto através de uma dieta rica em nutrientes essenciais e antioxidantes foi relatada por Susheela et al[65] . Recentemente, Chakma et al[66] relataram provas abrangentes de reversão (clínica e radiológica) da fluorose esquelética num grupo de crianças de um distrito tribal de Madhya Pradesh. Ele relatou a reversão da fluorose esquelética através de uma simples intervenção com água potável segura e suplementação nutricional através da dieta.

FLUOROSE NÃO ESQUELÉTICA

EFEITOS NO SISTEMA GI

Provas recentes e convincentes negaram a crença convencional de que o flúor afecta apenas os ossos e os dentes. Existem várias provas do envolvimento dos tecidos moles/organismos/sistemas do corpo.

Mucosa gástrica

O estômago é o órgão alvo dos efeitos adversos do flúor. Entre os tecidos moles do corpo, a mucosa gástrica é frequentemente exposta às concentrações mais elevadas do ião fluoreto.[62]

A imagem microscópica eletrónica da mucosa gástrica em doentes com fluorose revelou perda de microvilosidades, secagem de células caliciformes e fissuras na mucosa gástrica[67] . A perda de microvilosidades expõe a mucosa gástrica a vários irritantes, como medicamentos analgésicos, o que provoca dor no estômago e também causa má absorção, levando à diarreia. Do mesmo modo, devido à secagem das células caliciformes, há menos lubrificação das partículas alimentares, o que provoca um atraso no esvaziamento. Assim, surgem sintomas como náuseas, abdómen inchado, gases no estômago, perda de apetite, etc.[68] . O flúor que entra no organismo através de outras fontes que não a água, nomeadamente os alimentos e os produtos dentários (pastas dentífricas fluoretadas e enxaguantes bucais)[61] também causa queixas dispépticas não ulcerosas. Assim, tais sintomas são atualmente designados como sinais de alerta precoce de fluorose[67] . A perda de microvilosidades também causa a incapacidade de absorver os micronutrientes essenciais dos alimentos, levando à anemia nutricional e a outras deficiências de micronutrientes.

O baixo pH do suco gástrico e a formação de fluoreto de hidrogénio lesam provavelmente a mucosa gástrica. As moléculas não carregadas podem penetrar facilmente nas membranas celulares lipídicas, entrar na célula e dissociar-se em iões fluoreto e hidrogénio, que podem ter efeitos tóxicos nos sistemas enzimáticos e causar danos estruturais.[69,70]

Indivíduos com elevada exposição ao fluoreto

É bem sabido que os seres humanos com níveis elevados de ingestão de fluoreto podem sofrer problemas gástricos significativos e persistentes. Os seres humanos que sofrem de fluorose esquelética, por exemplo, têm sido repetidamente observados como sofrendo de altas taxas de distúrbios gastrointestinais. Quando a ingestão de flúor é reduzida nesses pacientes, os problemas gastrointestinais estão entre os primeiros sintomas a desaparecer. Do mesmo modo, quando foram utilizadas doses elevadas de flúor (18-34 mg/dia) como medicamento experimental para tratar a osteoporose, os distúrbios gástricos são um dos dois principais efeitos secundários encontrados de forma consistente .[71]

Ingestão de pasta de dentes com flúor

Todos os anos, milhares de casos são comunicados aos Centros de Controlo de Intoxicações nos Estados Unidos devido à ingestão excessiva de pasta de dentes com flúor e outros produtos dentários fluoretados. Os sintomas gastrointestinais são geralmente os primeiros sintomas que uma pessoa (normalmente uma criança) apresenta. Uma análise das notificações aos Centros de Controlo de Intoxicações no Utah revelou que foram induzidos vómitos em crianças após a ingestão de apenas **5 a 9 mg** de fluoreto.[71]

Uma vez que os sintomas gastrointestinais causados pela ingestão de pasta dentífrica com flúor imitam problemas gastrointestinais comuns, as pessoas que sofrem de desconforto gástrico devido à pasta dentífrica com flúor podem não se aperceber da origem do seu problema.

Shulman JD, Wells LM. (1997)[72] afirmou que os pais ou cuidadores podem não notar os sintomas associados à toxicidade leve do flúor ou podem atribuí-los a cólicas ou gastroenterite, particularmente se não viram a criança ingerir flúor. Do mesmo modo, devido à natureza inespecífica dos sintomas ligeiros a moderados, era pouco provável que o diagnóstico diferencial de um médico incluísse a toxicidade por fluoreto sem uma história de ingestão de fluoreto.

O flúor danifica a mucosa gástrica em doses relativamente baixas

Uma única ingestão de apenas **3 mg** de fluoreto, em ensaios clínicos cuidadosamente controlados, produziu danos na mucosa gástrica em voluntários adultos saudáveis. Ainda não foi efectuada qualquer investigação para determinar o efeito de doses mais baixas com exposição repetida.[71]

Indivíduos sensíveis aos fluoretos

Nos adultos, estudos em dupla ocultação revelaram que doses únicas de **6,8 mg** de fluoreto podem induzir o vómito e outros sintomas gástricos em 30 minutos. Nas crianças, verificou-se que as doenças gastrointestinais ocorrem em cerca de 1% das crianças que ingerem comprimidos **de 1 mg de** fluoreto. Embora 1 mg de fluoreto em comprimidos produza um efeito mais tóxico no trato gástrico do que 1 mg de fluoreto da água fluoretada (devido ao efeito de diluição da água), alguns estudos de caso revelaram que os indivíduos hipersensíveis experimentam efeitos gastrointestinais ao beberem água fluoretada.

NRC diz que é necessária mais investigação

Em 2006, o Conselho Nacional de Investigação apelou a mais investigação para examinar os efeitos GI da exposição a baixas doses de flúor. De acordo com o NRC:

Os numerosos estudos sobre fluoretação efectuados no passado não testaram rigorosamente as alterações dos sintomas gastrointestinais e não existem estudos sobre água potável contendo fluoreto a 4 mg/L em que os sintomas gastrointestinais tenham sido cuidadosamente documentados .[71]

O NRC afirmou assim que:

São necessários estudos para avaliar as respostas gástricas ao flúor proveniente de fontes naturais em concentrações até 4 mg/L e de fontes artificiais.

Amira S, Soufane S, Gharzouli K[73] estudaram os efeitos do flúor no esvaziamento gástrico e no trânsito intestinal do rato, utilizando uma solução de carboximetilcelulose (CMC) como refeição não nutritiva. Foi também avaliada a participação dos sistemas colinérgico e nitrérgico nestes efeitos. Os resultados do estudo sugerem que o flúor altera a motilidade gastrointestinal, um efeito que pode envolver parcialmente a via colinérgica.

Compreender a dose de fluoreto ingerida versus a concentração de fluoreto no estômago

É importante perceber que os efeitos GI dependem mais da concentração líquida da solução aquosa de fluoreto no estômago do que da dose total de fluoreto no fluido ou sólido ingerido. A presença de fluidos gástricos já no estômago quando o fluoreto é ingerido pode afetar a concentração de fluoreto a que o epitélio intestinal está exposto. O volume residual de fluido gástrico varia entre 15 e 30 ml em pessoas em jejum durante a noite **(Narchi et al. 1993; Naguib et al. 2001; Chang et al. 2004)**. Tais volumes diminuiriam a concentração de flúor de um copo de água potável em apenas cerca de 10%.[71]

Spak CJ, et al. (1990)[70] realizaram um estudo para investigar se - e em que medida - um tratamento dentário com 3 g de um gel de APF a 0,42% poderia afetar a mucosa gástrica devido à deglutição inadvertida do gel. A profilaxia dentária com géis de APF (1,23%) pode causar desconforto gástrico como efeito secundário. Esta irritação gástrica deveu-se provavelmente a um efeito tóxico direto do flúor (F), ingerido em conjunto com o tratamento, na mucosa gástrica. O presente estudo demonstrou claramente que um tratamento com um gel de F com uma concentração bastante baixa de F pode resultar em lesões na mucosa gástrica. Foi salientada a importância das actuais diretrizes recomendadas para que a quantidade de F ingerida durante a aplicação do gel possa ser minimizada. De um ponto de vista toxicológico, foi recomendada a utilização de um gel com baixo teor de F em vez de um gel com 1,23% de F em crianças pequenas para evitar efeitos gástricos adversos.

Muller P, et al. (1992)74 efectuaram um estudo aleatório em dupla ocultação para comparar as lesões da mucosa gástrica induzidas pelo fluoreto de sódio com o monofluorofosfato de sódio. Dois grupos paralelos de 10 voluntários saudáveis do sexo masculino compararam a resposta da mucosa gástrica após uma ingestão de 7 dias de comprimidos de fluoreto de sódio (NaF) ou de comprimidos de monofluorofosfato de sódio (MFP). Foram efectuadas avaliações gastroscópicas antes do tratamento, no dia 1 e no dia 7. No grupo MFP não foram observadas lesões gástricas graves, ao passo que no grupo NaF foram encontradas lesões significativas da mucosa gástrica em 7 dos 10 indivíduos, incluindo hemorragias agudas e sangue livre no lúmen gástrico. As diferenças das pontuações das lesões em ambos os grupos foram estatisticamente significativas (p = 0,0015)... Em resumo, nas condições experimentais utilizadas, o MFP é bem tolerado pelo estômago, enquanto o NaF produz lesões significativas na mucosa gástrica.

Sintomas gástricos em ensaios clínicos em humanos

Riggs BL, et al. (1990)[75] estudaram o efeito do tratamento com flúor nas taxas de fratura em mulheres pós-menopáusicas com osteoporose. As mulheres tratadas com flúor (dose = 34 mg/dia F) tiveram cerca de 3,0 vezes mais efeitos secundários do que as mulheres que receberam placebo. Os efeitos secundários dividiram-se em duas categorias principais - os devidos a irritação gástrica e os devidos a dores nas extremidades inferiores. Os sintomas gástricos consistiam principalmente em náuseas ou, menos frequentemente, em dor epigástrica e vómitos, ou ambos. As mulheres tratadas com flúor apresentaram estes sintomas 2,9 vezes mais frequentemente do que as mulheres que receberam placebo.

Riggs BL (1983)76 observou efeitos GI durante o tratamento da osteoporose com fluoreto de sódio. Os resultados de vários ensaios de grande dimensão indicaram que os efeitos secundários significativos atribuíveis ao tratamento ocorrem em cerca de um terço a metade dos doentes. Os sintomas eram de dois tipos: periarticulares e gastrointestinais. Os sintomas gastrointestinais consistiam em dor epigástrica, náuseas, vómitos e, ocasionalmente, anemia por perda de sangue; estes presumivelmente resultaram do efeito irritante do ião fluoreto na mucosa gástrica. A frequência dos efeitos secundários gástricos pode ser reduzida se o suplemento de cálcio for administrado concomitantemente sob a forma de carbonato de cálcio, um antiácido eficaz. Ocorreu ocasionalmente diarreia.

Rich C. (1966)77 observou que o fluoreto de sódio na dose utilizada (dose = 23-68 mg/dia F) provocava frequentemente anorexia ou dores epigástricas.

PROBLEMAS GASTROINTESTINAIS EM INDIVÍDUOS COM FLUOROSE ESQUELÉTICA

Os seres humanos que sofrem de fluorose esquelética são conhecidos por sofrerem de uma maior ocorrência de distúrbios gastrointestinais. Quando a ingestão de fluoreto é reduzida, estes problemas gastrointestinais são dos primeiros sintomas a desaparecer. Seguem-se alguns dos estudos que examinaram esta questão:

Sharma JD, et al. (2009)[78] realizaram um inquérito de saúde a 1135 crianças e 1475 adultos que viviam em Sanganer Tehsil, Rajasthan, Índia, que revelou uma vasta gama de desconfortos gastrointestinais (GI) associados ao flúor (F) nas águas subterrâneas em mais de 30 áreas de aldeia. A principal queixa das crianças e dos adultos foi a dor de estômago, seguida de náuseas e de uma sensação de inchaço, sendo os homens mais susceptíveis a estes efeitos do que as mulheres.

Hallanger Johnson JE, et al. (2007)79 observaram doenças ósseas relacionadas com o flúor associadas ao consumo habitual de chá. Descreveram 4 pacientes avaliados na nossa Clínica de Doenças Ósseas Metabólicas de 1 de maio de 1997 a 1 de julho de 2006, cujos distúrbios ósseos resultaram da exposição crónica ao flúor devido ao consumo excessivo de chá. Três desses pacientes tinham níveis tóxicos de flúor no soro (> 15 micromol/L). Embora a apresentação clínica dos doentes variasse, todos os 4 tinham uma densidade mineral óssea da coluna vertebral inesperadamente elevada que era proporcionalmente mais elevada do que a densidade mineral óssea da anca. Outras caraterísticas clínicas incluíam sintomas gastrointestinais, tais como náuseas, vómitos e perda de peso; dor nas extremidades inferiores, por vezes associada a fracturas de stress das extremidades inferiores; insuficiência renal; e níveis elevados de fosfatase alcalina. O chá, facilmente disponível, contém frequentemente níveis elevados de fluoreto. Os comportamentos obsessivo-compulsivos de consumo de álcool e a insuficiência renal podem predispor ao consumo excessivo e à acumulação de flúor. Os casos actuais mostraram que a doença óssea relacionada com o flúor é uma consideração clínica importante em doentes com ossos densos ou sintomas gastrointestinais e uma história de consumo excessivo de chá. Além disso, o excesso de flúor deve ser considerado em todos os pacientes com história de consumo excessivo de chá, especialmente devido à sua natureza insidiosa e apresentação clínica inespecífica.

Susheela AK, Bhatnagar M. (2002)[65] observou queixas dispépticas não ulcerosas ou queixas gastrointestinais em todos os casos de fluorose

pacienteshttp://www.fluoridealert.org/health/bone/fluorosis/index.html antes do tratamento. Durante a primeira avaliação de impacto, a redução nas queixas de saúde, especialmente no desconforto gastrointestinal, foi mais marcante. A maioria dos pacientes ~ 70% mostrou alívio nas queixas gastrointestinais durante a primeira avaliação de impacto. Durante a segunda avaliação de impacto, todos os doentes mostraram alívio das queixas gastrointestinais.

Envolvimento do músculo esquelético na fluorose

Uma secção longitudinal de tecido muscular normal revela a disposição caraterística dos filamentos de actina e miosina com bandas escuras e claras. Existem alterações generalizadas numa fibra que revelam a destruição dos filamentos de actina e miosina no músculo fluorado. As mitocôndrias perdem a sua integridade estrutural, o que indica que é provável que a energia do músculo se esgote.[2] Os doentes sofrem de fraqueza muscular, perda de energia muscular e incapacidade de realizar actividades de rotina normais na fluorose. O doente não consegue sequer manter-se numa postura erecta (Figura 1).

Figura 1. Um doente com fluorose esquelética não consegue manter-se numa postura erecta

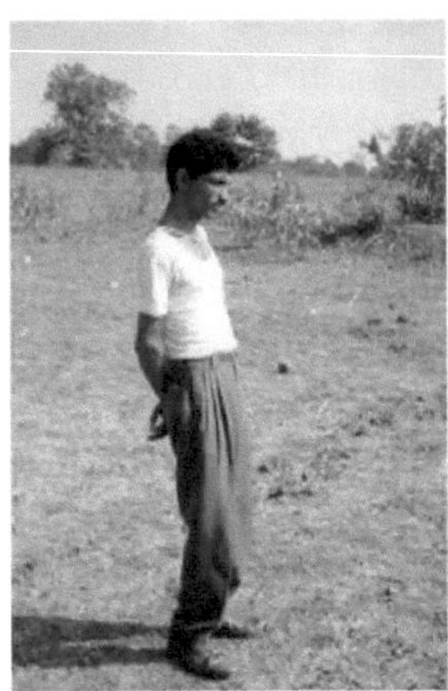

Y X Pang, et al 1996[80] realizaram um estudo para observar o efeito do fluoreto no músculo esquelético e a proteção conferida pelo selénio. Foram preparadas amostras de músculo esquelético de um feto de quatro meses de idade para estudo ultra-estrutural após a adição de fluoreto de sódio, ou fluoreto de sódio e selenito de sódio, e incubação durante duas horas *in vitro.* Foram também obtidos outros espécimes para estudo ultra-estrutural e histoquímico de ratos que tinham recebido, durante oito semanas *in vivo,* água potável contendo 221 mg/L de fluoreto de sódio (100 ppm de fluoreto), ou 221 mg/L de fluoreto de sódio e 16,7 mg/L de selenito de sódio. Os resultados histoquímicos mostraram uma diminuição das actividades das enzimas succinato desidrogenase, citocromo oxidase e Mg2+-adenosina trifosfatase quando o fluoreto foi administrado. Os estudos ultra-estruturais mostraram que as células do músculo esquelético foram danificadas diretamente pelo flúor, tendo as mitocôndrias e as miofibrilhas sido afectadas. Verificou-se que o selénio protegia o músculo esquelético dos efeitos do flúor. Concluiu-se que as células musculares esqueléticas podem ser danificadas pelo flúor com necrose na sequência de uma perturbação do metabolismo energético nas mitocôndrias com interferência na estabilidade da membrana mitocondrial.

Verificou-se que o selénio tem um efeito protetor que pode ser devido à melhoria da estabilidade da membrana mitocondrial.

Análises bioquímicas mostraram níveis aumentados da enzima creatinina fosfoquinase no soro de indivíduos fluorados. É um facto que o conteúdo de fosfocreatina é maior nas mitocôndrias do músculo esquelético. A enzima CPK-ase é responsável por acelerar a transferência reversível do grupo fosfato entre o ADP e a fosfocreatina. Se os níveis séricos de creatinina fosfoquinase forem elevados, indicam que as mitocôndrias do músculo estão destruídas e que a membrana muscular se tornou altamente permeável.

Envolvimento dos glóbulos vermelhos

O flúor ingerido acumula-se na membrana das hemácias, além de outras células, tecidos e órgãos. A membrana eritrocitária torna-se maleável e dobra-se devido à perda do conteúdo de cálcio. As hemácias adquirem uma forma semelhante à de uma ameba, com dobras semelhantes a pseudópodes que se projectam em diferentes direcções e são denominadas equinócitos. Estes são fagocitados pelos macrófagos e eliminados da circulação. Além disso, estas hemácias têm uma baixa capacidade de transporte de oxigénio, o que provoca uma fadiga extrema. Por isso, os pacientes com fluorose queixam-se frequentemente de cansaço extremo. As hemácias dos indivíduos expostos ao envenenamento por flúor não viverão todo o período de vida de 120 dias, mas provavelmente serão eliminadas como equinócitos. Isto, por sua vez, levaria a baixos níveis de hemoglobina em doentes crónicos devido à toxicidade do flúor, resultando em anemia.[8]

A constatação de que o flúor se acumula na membrana dos glóbulos vermelhos é muito significativa, pois sugere que o flúor é suscetível de ter efeitos adversos nas substâncias do grupo sanguíneo que se encontram alojadas na membrana celular dos eritrócitos.[62]

Kumari DS, Rao PR, 1991[82] observaram as alterações da membrana dos glóbulos vermelhos na toxicidade crónica do flúor em humanos. Os glóbulos vermelhos de humanos expostos cronicamente a níveis tóxicos de flúor através da água potável revelaram um aumento significativo da peroxidação lipídica e do colesterol e fosfolípidos membranares. Além disso, os padrões electroforéticos das proteínas da membrana fantasma revelaram a presença de uma nova banda na gama de congruentes a 66 Kd e o aumento da proteína de elevado peso molecular e a predominância de bandas com um peso molecular de congruentes a 93 Kd e congruentes a 20 Kd. As actividades das ATPases total, Na(+)-K(+)-, Mg(2+)- e Ca(2+)- estavam significativamente diminuídas nos fantasmas de glóbulos vermelhos de doentes fluoróticos.

Kumari S, Kumar A. 2011[83] realizou uma experiência para investigar o efeito do fluoreto de sódio (NaF) nos glóbulos vermelhos (RBC) presentes no baço. Ratos albinos (Rattus norvegicus) com doze semanas de idade e um peso médio de 110 g foram distribuídos aleatoriamente em três grupos de oito animais cada. Um grupo recebeu gavagens de NaF com uma dose única de 25mg/kg de peso corporal/dia e o outro grupo foi alimentado da mesma forma, mas com uma dose mais elevada de 50mg/kg de peso corporal por dia e o terceiro grupo foi mantido como controlo. Após 30 dias de tratamento com fluoreto de sódio, os animais foram sacrificados por deslocação cervical. A cavidade abdominal foi aberta e os baços foram cortados em pedaços e fixados em fixador de Carnoy durante 3 horas para microscopia ótica. O coração foi puncionado para obtenção de sangue para análise da percentagem de hemoglobina e hemograma. Verificou-se que, nos grupos tratados com fluoreto de sódio, os ratos apresentaram uma diminuição significativa da percentagem de hemoglobina em comparação com o grupo de controlo. Também a contagem de glóbulos vermelhos diminuiu significativamente no grupo tratado com fluoreto em comparação com o grupo de controlo. Estes resultados também foram observados nos tecidos do baço. Em comparação com os animais do grupo de controlo, os baços dos animais tratados com fluoreto apresentaram um grande número de células mortas de glóbulos vermelhos. Esta diminuição da percentagem de hemoglobina e a redução da contagem de glóbulos vermelhos foram mais pronunciadas nos animais tratados com doses mais elevadas de NaF. Embora o baço seja o cemitério dos eritrócitos, a grande destruição de hemácias nos ratos tratados com flúor, em comparação com os ratos controlados, como revelado pela microscopia ótica, sugeriu o aumento da atividade fagocítica dos macrófagos no baço devido à toxicidade do flúor. Assim, a partir dos resultados acima referidos, pode concluir-se que a toxicidade do fluoreto de sódio pode aumentar a atividade fagocítica dos macrófagos para engolir mais hemácias no baço e desenvolver anemia.

EFEITO DO FLUORETO NO SISTEMA REPRODUTOR

Anomalias do esperma na fluorose

A infertilidade masculina com anomalias na morfologia dos espermatozóides, oligospermia (deficiência de espermatozóides no sémen), azoospermia (ausência de espermatozóides no sémen) e baixos níveis de testosterona é muito comum nas pessoas que residem em zonas endémicas de fluorose e que consomem água contaminada com elevado teor de fluoreto[2] . A contaminação da água potável com fluoreto pode perturbar a gametogénese e a esteroidogénese masculinas e induzir o stress oxidativo testicular.[81] A coadministração de cálcio e vitamina E com fluoreto resultou numa recuperação significativa das perturbações testiculares e do stress oxidativo no testículo e nos órgãos sexuais acessórios masculinos em ratos.[81] Megha Khard[84] observou recentemente uma associação significativa de níveis elevados de fluoreto urinário em doentes com infertilidade.

Nascimentos de fetos mortos e abortos repetidos:

O flúor é conhecido por causar calcificações ectópicas. Entre todos os tecidos moles, sabe-se que a aorta acumula fluoreto até 8400 ppm num indivíduo que viveu numa zona fluoretada no mundo ocidental desenvolvido. Nas zonas endémicas de fluorose foram registados abortos repetidos e nados-mortos, uma vez que os vasos sanguíneos do feto calcificam e impedem o seu crescimento. [2]

EFEITO DO FLUORETO NO SISTEMA REPRODUTOR MASCULINO: ESTUDOS EM ANIMAIS[85]

Estes estudos têm constatado repetidamente os seguintes efeitos: (1) diminuição dos níveis de testosterona; (2) redução da motilidade dos espermatozóides; (3) alteração da morfologia dos espermatozóides; (4) redução da quantidade de espermatozóides; (5) aumento do stress oxidativo; (6) e redução da capacidade de procriação.

Embora a maioria dos 60 estudos em animais tenha utilizado doses elevadas de flúor, alguns dos estudos encontraram efeitos em dosagens que produziriam níveis de flúor no sangue muito *inferiores* aos níveis de flúor utilizados *in vitro* **(Sun 2010; Dvoràkovà-Hortovà 2008; Sharma 2008; Reddy 2007; Gupta 2007; Pushpalatha 2005)**. Além disso, num dos poucos estudos que monitorizou as concentrações de fluoreto no sangue ao longo do estudo, uma equipa de investigadores mexicanos descobriu que os níveis de fluoreto no sangue de 0,2 a 0,26 ppm durante oito semanas causaram um aumento do stress oxidativo, reduções na motilidade dos espermatozóides e redução da fertilidade em ratos machos. **(Izquierdo-Vega 2008)**. Os estudos em animais com doses mais baixas sugerem, portanto, que os estudos in vitro de curto prazo são *menos* sensíveis para detetar os efeitos do flúor do que os estudos em animais de longo prazo .[85]

Embora alguns estudos em animais não tenham encontrado quaisquer efeitos de doses elevadas de flúor no sistema reprodutor masculino, estes estudos representam uma minoria distinta neste domínio**. (Sprando & Collins 1996, 1997, e 1998)[86]** . Uma possível explicação para esta discrepância são as potenciais diferenças na saúde nutricional dos animais. Como foi demonstrado em muitas outras áreas de investigação sobre o flúor, verificou-se que as deficiências nutricionais (por exemplo, proteínas) exacerbam inequivocamente os efeitos reprodutivos do flúor, e verificou-se que a suplementação nutricional (por exemplo, proteínas ou anti-oxidantes como a vitamina C) previne ou melhora significativamente esses efeitos. Essas descobertas, portanto, levantam a preocupação de que as populações mais vulneráveis da sociedade (ou seja, os pobres e desnutridos) serão mais suscetíveis a sofrer toxicidade reprodutiva devido à exposição ao flúor.

EFEITO DO FLÚOR NO SISTEMA REPRODUTOR MASCULINO - A ANOMALIA "SPRANDO/COLLINS ANOMALIA

Em contraste com os resultados de mais de 60 estudos em animais realizados por outras equipas de investigação, uma série de estudos realizados por investigadores da FDA, Sprando & Collins, não relataram praticamente nenhuma evidência de toxicidade reprodutiva em animais tratados com níveis muito elevados de exposição ao flúor. As razões para esta discrepância permanecem pouco claras .[85]

EXCERTOS DOS ESTUDOS DE SPRANDO/COLLINS:

Sprando RL, et al. (1998)[86] realizaram um estudo morfométrico para testar o potencial do fluoreto de sódio para afetar a espermatogénese Este estudo forneceu informações quantitativas sobre o efeito do fluoreto de sódio (NaF) nos testículos de ratos machos da geração F1 expostos in utero e durante a lactação ao NaF numa de quatro concentrações (25, 100, 175, 250 ppm). Aquando do desmame, os machos da geração F1 foram expostos ao NaF na água de beber durante 14 semanas, após o que os tecidos testiculares foram fixados por perfusão com glutaraldeído e observados depois de terem sido incorporados em plástico. Os túbulos seminíferos representavam 89%, 87%, 88%, 88% e 88% do volume total do testículo, enquanto o espaço intersticial ocupava 9,3%, 11,2%, 10,2%, 9,8% e 9,9% do volume total do testículo para os grupos de tratamento com 0, 25, 100, 175 e 250 ppm de NaF, respetivamente. Não foram observadas diferenças estatisticamente significativas entre os ratos de controlo e os tratados com NaF no que diz respeito ao volume absoluto dos túbulos seminíferos, espaço intersticial, células de Leydig, camada limite dos vasos sanguíneos, espaço linfático, macrófagos, lúmen tubular ou comprimento tubular absoluto e área de superfície tubular absoluta, número médio de nucléolos das células de Sertoli por secção transversal tubular, diâmetro médio dos túbulos seminíferos e altura média do epitélio seminífero. Foi observada uma diminuição estatisticamente significativa no volume absoluto e na percentagem de volume do endotélio linfático nos grupos tratados com 175 e 250 ppm de NaF e na cápsula testicular nos grupos tratados com 100 ppm de NaF. Atualmente, desconhece-se o significado desta descoberta. Em geral, as informações quantitativas obtidas sugerem que a exposição ao NaF nas doses utilizadas no presente estudo não afecta negativamente a estrutura do testículo ou a espermatogénese no rato.

EFEITO DO FLUORETO NO SISTEMA REPRODUTOR MASCULINO - ESTUDOS IN VITRO

Estudos realizados em animais concluíram de forma consistente, com algumas excepções, que as exposições elevadas ao flúor podem danificar seriamente o sistema reprodutor masculino, conforme medido pelo aumento do stress oxidativo, alteração da morfologia do esperma, redução da testosterona, redução da qualidade do esperma, redução da motilidade do esperma e redução da fertilidade. Estudos efectuados em populações humanas altamente expostas encontraram associações semelhantes com a redução da testosterona e da fertilidade. Consistente com essas descobertas, estudos *in vitro* cuidadosamente controlados descobriram que a exposição direta de flúor aos testículos ou ao sêmen inibe a produção de testosterona e danifica o esperma .[85]

Embora os pesquisadores saibam desde a década de 1930 que mega concentrações de flúor podem imobilizar completamente (mas reversivelmente) o esperma, não foi até as décadas de 1970 e 1980 que os pesquisadores descobriram que concentrações relativamente modestas de flúor poderiam causar danos antes da imobilização completa. **(Haesungcharern 1978; Kanwar 1983; Chubb 1985a,b).**

Em **1978, Haesungcharern** relatou que a atividade enzimática nos espermatozóides humanos ejaculados é inibida por uma breve exposição a 19 partes por milhão (1 mM) de fluoreto.

Em **1983, Kanwar** referiu que a infusão de testículos durante quatro horas com 10 ppm de fluoreto inibia a produção de testosterona.

Em **1985, Chubb** relatou que a infusão de testículos durante três horas com apenas 3 ppm de fluoreto inibia a produção de testosterona, o que "enfatiza a sensibilidade da esteroidogénese ao fluoreto".

Em **1994, Chinoy**[88] relatou que a infusão de testículos durante vinte minutos com 4750 ppm de fluoreto (mas não 475 ou 950 ppm) danificou seriamente a morfologia do esperma.

Zakrzewska 2002.[87] relatou que a exposição de sémen de carneiro a apenas 0,38 partes por milhão (20 umol/L) de fluoreto durante cinco horas foi suficiente para causar uma diminuição estatisticamente significativa na motilidade dos espermatozóides e no número de acrossomas intactos e observou que estas alterações afectaram indubitavelmente a função fisiológica do esperma.

As descobertas da equipa polaca são de particular importância quando se considera que, entre os anos 60 e 90, a utilização de géis de flúor tópicos de alta concentração produziu concentrações sanguíneas em rapazes e homens que excederam largamente os 0,38 ppm. Em testes efectuados em crianças e adultos, verificou-se que a utilização de géis de flúor tópicos no consultório dentário produzia concentrações de flúor no sangue tão elevadas como 1,2 ppm, ou seja, quatro vezes mais elevadas do que a concentração que se verificou danificar os espermatozóides. **(Ekstrand 1980, 1981).** Os estudos também descobriram que a concentração de flúor no sangue excede 0,38 ppm até seis horas após o tratamento (mais do que o período de tempo que os investigadores polacos expuseram o sémen). Embora a maioria dos dentistas utilize atualmente procedimentos de precaução (por exemplo, dispositivos de sucção) para reduzir os níveis de flúor no sangue após as aplicações de flúor em gel, os dados disponíveis mostram que as crianças continuam a ingerir rotineiramente flúor suficiente dos géis tópicos para atingir concentrações de flúor no sangue superiores a 0,38 ppm.

Embora o impacto do uso tópico de flúor no sistema reprodutivo de crianças ou adultos *nunca* tenha sido estudado, vale a pena notar que a densidade de esperma na América do Norte e na Europa diminuiu significativamente entre os anos 60 e 90, **(Swan 2000)** e acredita-se que as taxas de infertilidade tenham aumentado.

ZAKRZEWSKA (2002) & (2006)[87] observou que a motilidade dos espermatozóides resultava da formação de energia química e da sua transformação em energia mecânica. A qualidade dos espermatozóides foi determinada principalmente pela sua capacidade de se mover. A viabilidade dos espermatozóides dependia de dois factores: a geração de um fornecimento adequado de ATP e a utilização eficaz das reservas de ATP. Os métodos bioquímicos foram úteis para uma avaliação objetiva da qualidade do sémen. Entre eles estava a medição do conteúdo de ATP. As atividades das enzimas andrógeno-dependentes - fosfatase ácida (ACP), lactato desidrogenase (LDH) e gamaglutamil transferase (y-GT-10S) - diminuíram significativamente quando o ejaculado foi tratado com NaF em concentrações de 20, 100, 200 µmol/L (0,38; 1,9; 3,8 ppm F-), mas retornaram ao valor inicial do controle em 0,1 mol / L (1900 ppm F-). Estas alterações afectam, sem dúvida, as funções fisiológicas dos espermatozóides.

CHINOY & NARAYANA (1994)[88] afirmaram que o esperma tratado com flúor [4.750 ppm por 20 minutos] exibiu uma alta porcentagem de anormalidades morfológicas, incluindo um grande número (10,59%) de cabeças alongadas e 2,1% de cabeças amorfas. A cauda também revelou divisão (2,19%), enrolamento (11,6%) e deflagração (22,43%). Alguns espermatozóides tinham pescoços dobrados, e 16,75% dos espermatozóides mostraram um acrossoma diminuto. Estas alterações podem ter causado a perda da integridade da membrana e a redução da atividade metabólica, o que, em última análise, resultou na deterioração da classificação da progressão para a frente. O tratamento causou um aumento significativo na progressão para a frente de fraca a razoável e falha na progressão para a frente de boa e excelente, levando a um declínio significativo na motilidade do esperma. A GSH depletada do esperma na presente investigação sugere fortemente que, como vários compostos exógenos, o flúor é amplamente dependente da glutationa para desintoxicação.

Sharma JD, Solanki M, Solanki D[89] efectuaram um estudo em ratos fêmeas normais cíclicos (*Rattus norvegicus*), com um peso entre 150 e 200 g, que foram mantidos em água com fluoreto de sódio (6 ppm) durante 15 e 30 dias. Os resultados revelaram que a exposição das ratas à água fluoretada provocou um ciclo de cio irregular, uma redução da taxa de fertilidade, do número de ninhadas, do peso dos órgãos reprodutores (ovário, útero, vagina) e da glândula suprarrenal, da concentração de proteínas (ovário, útero, suprarrenal e fígado), do ácido ascórbico (suprarrenal), a atividade enzimática da fosfatase ácida (ovário e útero), a atividade enzimática sérica da fosfatase ácida, a fosfatase alcalina, SGOT, SGPT no soro, o colesterol (ovário, útero, suprarrenal), o glicogénio (ovário, útero, fígado) e o teor de ácido ascórbico do ovário e do útero aumentaram significativamente em comparação com o valor de controlo. No entanto, verificou-se que os parâmetros hematológicos se encontravam dentro dos limites normais. Os dados sugerem que a exposição à água com fluoreto de sódio durante 15 e 30 dias causou um efeito adverso nos órgãos reprodutores, levando a uma redução da fertilidade e do número de ninhadas em ratos albinos fêmeas.

EFEITO DO FLUORETO NO SISTEMA REPRODUTOR MASCULINO - ESTUDOS EM HUMANOS

Em consonância com a investigação in vitro e em animais, estudos de populações humanas relataram associações entre a exposição ao flúor e danos no sistema reprodutor masculino. Mais notavelmente, um cientista da Food & Drug Administration relatou em 1994 que as populações dos Estados Unidos com mais de 3 ppm de flúor na água tinham "taxas de fertilidade total" mais baixas do que as populações com níveis mais baixos de flúor. **(Freni 1994)**[90] . Embora 3 ppm seja uma concentração mais alta do que a usada nos programas de fluoretação da água (0,7 a 1,2 ppm), ainda é considerado um nível "seguro" pela EPA. De acordo com o estudo:

Uma revisão da toxicidade do flúor revelou uma diminuição da fertilidade na maioria das espécies animais estudadas. **Freni SC. (1994)**[90] realizou um estudo para verificar se o flúor também afectaria as taxas de natalidade humana. Foi utilizada uma base de dados de sistemas de água potável dos EUA para identificar os condados índice com sistemas de água que relatam níveis de flúor de pelo menos 3 ppm. Estes e os condados adjacentes foram agrupados em 30 regiões espalhadas por 9 estados... A maioria das regiões mostrou uma associação da diminuição da TFR [Taxa de Fertilidade Total] com o aumento dos níveis de flúor. A meta-análise dos resultados específicos da região confirmou que o resultado combinado foi uma associação negativa entre TFR/fluoreto com um valor p combinado consensual de .0002-.0004, dependendo do cenário analítico. Não há provas de que este resultado tenha resultado de um viés de seleção, de dados imprecisos ou de métodos analíticos inadequados. No entanto, o estudo utilizou médias populacionais em vez de dados sobre mulheres individuais. Resta investigar se o efeito do flúor na taxa de fertilidade encontrado ao nível do condado também se aplica a mulheres individuais.

Até à data, nenhuma agência de saúde dos EUA tentou reproduzir as conclusões de Freni. No entanto, três estudos efectuados por **Peizhong 1997; Hongde 1988; Neelam 1987** sobre populações altamente expostas ao flúor na China e na Índia referiram que a elevada exposição ao flúor está associada a uma redução da fertilidade masculina. **(Peizhong 1997; Hongde 1988; Neelam 1987).**

Para além da fertilidade, cinco estudos realizados na China, Índia, México e Rússia, conduzidos por **Hao 2010; Ortiz 2003; Susheela 1996; Michael 1996; Tokar 1977**, descobriram que a exposição elevada ao flúor está associada a níveis reduzidos de testosterona masculina **(Hao 2010; Ortiz 2003; Susheela 1996; Michael 1996; Tokar 1977)**, enquanto um estudo preliminar de trabalhadores de alumínio expostos ao flúor na Rússia encontrou associações entre o flúor e esperma danificado. Estes estudos são citados abaixo.

ESTUDOS HUMANOS SOBRE O FLÚOR E O SISTEMA REPRODUTOR MASCULINO

Hao P, et al. (2010)[91] realizaram um estudo para observar o efeito perturbador endócrino do flúor nas hormonas do eixo hipotálamo-hipófise-testis humano e concluíram que não existia uma diferença significativa do nível sérico da [hormona libertadora de gonadotropina] entre o distrito poluído por flúor e o distrito de controlo ($P > 0,05$). O nível sérico da [hormona luteinizante] nos homens do distrito poluído com flúor foi significativamente superior ao do grupo de controlo

(P < 0,05), e o nível sérico da [testosterona] nos homens do distrito poluído com flúor foi significativamente inferior ao do grupo de controlo (P < 0,05). Não houve diferença significativa do nível sérico da [hormona luteinizante] entre o distrito poluído por fluoreto e o distrito de controlo (P > 0,05), e o nível sérico da [testosterona] nas mulheres do distrito poluído por fluoreto foi significativamente superior ao do grupo de controlo (P < 0,05). Não houve diferença significativa do nível sérico de [estradiol] entre o distrito poluído com flúor e o distrito de controlo (P > 0,05) e concluiu-se que o flúor pode afetar os níveis hormonais de cada camada do eixo hipotálamo-hipófise-testículo, e mostrou os efeitos perturbadores endócrinos reprodutivos. Os efeitos perturbadores endócrinos reprodutivos dos homens podem ser mais graves do que os das mulheres.

Ortiz-Perez D, et al. (2003)[92] realizaram um estudo para encontrar os parâmetros reprodutivos numa população exposta ao flúor em doses de 3-27 mg/dia (grupo exposto a um elevado teor de flúor - HFEG). Foram medidos os níveis de fluoreto urinário, os parâmetros do sémen e as hormonas reprodutivas no soro (LH, FSH, estradiol, prolactina, inibina-B, testosterona livre e total). Os resultados foram comparados com um grupo de indivíduos expostos ao flúor em doses mais baixas: 2-13 mg/dia (grupo de baixa exposição ao flúor - LFEG). Foi observado um aumento significativo da FSH (P<0,05) e uma redução da inibina-B, testosterona livre e prolactina no soro (P<0,05) no HFEG. Quando o HFEG foi comparado com o LFEG, verificou-se uma diminuição da sensibilidade na resposta da FSH à inibina-B (P<0,05). Foi observada uma correlação parcial negativa significativa entre o fluoreto urinário e os níveis séricos de inibina-B (r=-0,333, P=0,028) no LFEG. Além disso, foi observada uma correlação parcial significativa entre um índice de exposição crónica ao fluoreto e as concentrações séricas de inibina-B (r=-0,163, P=0,037) em HFEG. Não foram encontradas anomalias nos parâmetros do sémen estudados no presente trabalho, nem no HFEG, nem no LFEG. Os resultados obtidos indicam que uma exposição ao flúor de 3-27 mg/dia induz um efeito reprodutivo subclínico que pode ser explicado por um efeito tóxico induzido pelo flúor tanto nas células de Sertoli como nos gonadotróficos.

Chen P, et al. (1997)[93] realizaram uma investigação para explorar os efeitos do excesso de fluoreto na função reprodutiva de adultos do sexo masculino, que foi realizada em 31 adultos do sexo masculino de uma área com hiperfluoreto e 26 indivíduos de uma área normal como controlo no presente estudo. Os resultados mostraram que os níveis séricos da hormona luteinizante (LH) e da hormona folículo-estimulante (FSH) estavam acentuadamente aumentados (P 0,001) nos indivíduos da zona hiperfluoretada; e que o nível sérico de testosterona (T) estava significativamente diminuído (P 0,01) em comparação com o grupo de controlo. Isto indica que a condição de hiperfluoreto pode afetar a função do sistema endócrino-reprodutor do corpo humano masculino.

Susheela AK, Jethanandani P. (1996)[94] realizaram um estudo que incidiu sobre as concentrações séricas de testosterona em pacientes com fluorose esquelética, a fim de avaliar o estado hormonal na toxicidade do flúor e descobriram que as testosteronas séricas circulantes em pacientes com fluorose esquelética eram significativamente mais baixas do que as do Controlo 1 com um p < 0,01.

As concentrações de testosterona do Controlo 2 também eram inferiores às do Controlo 1 com um p < 0,05, mas eram superiores às do grupo de doentes.

A diminuição das concentrações de testosterona em doentes com fluorose esquelética e em homens que bebem a mesma água que os doentes, mas sem manifestações clínicas da doença, em comparação com as de homens normais e saudáveis que vivem em áreas não endémicas de fluorose, sugeriu que a toxicidade do flúor pode causar efeitos adversos no sistema reprodutor dos homens que vivem em áreas endémicas de fluorose.

Michael M, et al. (1996)[95] realizaram um estudo para investigar os vários problemas de saúde causados pelo flúor presente na água em aldeias endémicas dos distritos de Mehsana e Banaskantha, em Gujarat. O estudo revelou níveis elevados de fluoreto nas amostras de soro dos habitantes das aldeias.

A formação de manchas nos dentes e complicações esqueléticas eram comuns. Os níveis circulantes de testosterona estavam diminuídos, mas não de forma suficientemente significativa para indicar um efeito nas funções reprodutivas.

Neelam, K, et al. (1987)[96] afirmaram que os homens casados numa zona de fluorose endémica na Índia (com níveis de fluoreto na água que vão até 38,5 ppm) apresentavam taxas de infertilidade mais elevadas do que os homens de uma zona sem fluorose.

Chinoy NJ, Narayana MV. (1994)[88] efectuou estudos invitro em seres humanos que sofriam de fluorose industrial e relatou azoospermia e oligospermia, que podem ter sido devidas a hipogonadismo.

Tokar VI, Savchenko ON. (1977)[97] observaram o efeito de compostos inorgânicos de flúor no estado funcional do sistema pituitário-testis. O método radioimunológico foi aplicado ao estudo do conteúdo sanguíneo de testosterona, LH e FSH em 41 homens que sofriam de fluorose, com idades compreendidas entre os 33 e os 45 anos. Dezanove homens que não tinham contacto

com compostos de flúor serviram de controlo. Em comparação com indivíduos saudáveis, o teor de testosterona revelou-se diminuído e o teor de FSH elevado nos doentes com fluorose. O teor de LH no sangue estava aumentado apenas nos doentes com fluorose que tinham tido um longo contacto com compostos de flúor (mais de 15 anos). As alterações na concentração de hormonas no sangue estavam relacionadas com perturbações da função hormonal e, possivelmente, da função germinativa dos testículos. A hipófise sofreu menos, e as alterações da sua função eram aparentemente de carácter secundário.

MUTAGENICIDADE DOS FLUORETOS: ESTUDOS IN VIVO

Em consonância com dezenas de estudos in vitro, vários estudos in vivo, tanto em seres humanos como em animais, encontraram provas de danos genéticos induzidos pelo flúor. Em particular, a investigação em seres humanos expostos a níveis elevados de fluoreto encontrou níveis aumentados de "troca de cromátides irmãs" (SCE). Como observado num estudo:

Wu DQ, Wu Y. (1995)[98] afirmam que, nos últimos anos, a análise SCE tem sido considerada um método sensível de deteção de danos no ADN. Existe uma relação clara entre a capacidade de uma substância para induzir danos no ADN, provocar mutações nos cromossomas e causar cancros. A frequência de SCE no corpo humano, nos linfócitos do sangue periférico, era muito constante e não variava com a idade ou o sexo. Qualquer aumento da frequência de SCE era principalmente devido a danos nos cromossomas. Assim, a utilização de um método de deteção de SCE para explorar a toxicidade e os danos causados pelo flúor era de grande importância. Os resultados mostraram um aumento óbvio na frequência de SCE dos pacientes com fluorose, indicando que o flúor tinha alguns efeitos mutagénicos e poderia dar origem a danos no ADN.

No entanto, tal como acontece com o investigador in vitro, nem todos os estudos in vivo detectaram um aumento da taxa de danos genéticos em indivíduos expostos ao flúor. Alguns estudos em humanos e animais não conseguiram detetar um aumento dos danos genéticos devido à elevada exposição ao flúor. Especificamente, o Oral Health Research Institute da Indiana University School of Dentistry falhou repetidamente em encontrar qualquer evidência de efeitos genotóxicos da exposição ao flúor, seja em humanos ou animais expostos ao flúor. **(Jackson 1997; Li 1995; Dunipace 1995; Jackson 1994)**. À luz das conclusões da equipa dentária de Indiana, as provas da mutagenicidade in vivo do flúor continuam por resolver.

ESTUDOS IN VIVO EM HUMANOS

Joseph S, Gadhia PK. (2000)[99] observaram a frequência de troca de cromátides irmãs e as aberrações cromossómicas em residentes de regiões endémicas de fluoreto do Sul de Gujarat e verificaram que havia um aumento significativo nas frequências de aberrações cromossómicas e de SCE numa das populações de aldeia expostas a uma concentração de fluoreto superior ao limite permitido. Os linfócitos destes residentes eram também mais susceptíveis a um clastogénio como a mitomicina-C do que os das outras populações e apresentavam um aumento significativo das aberrações cromossómicas.

Meng Z, Zhang B. (1997)[100] observou as aberrações cromossómicas e os micronúcleos em linfócitos de trabalhadores de uma fábrica de fertilizantes fosfatados. Este estudo forneceu provas de que os poluentes atmosféricos da fábrica de fertilizantes fosfatados, em que o HF e o SiF4 eram os principais produtos químicos, podiam induzir tanto CA (aberrações cromossómicas) como MN (micronúcleos) em linfócitos do sangue humano in vivo. A observação das trocas de cromátides-irmãs (SCE) dos linfócitos do sangue periférico desta mesma população mostrou que a média de SCEs/célula dos trabalhadores era significativamente mais elevada do que a dos controlos ($p < 0,01$). Os resultados dos estudos implicaram que, mesmo que a concentração dos poluentes químicos no ar fosse baixa (por exemplo, F 0,50-0,80 mg/m3), poderia causar danos ao material genético a nível cromossómico e sugeriram que as anomalias cromossómicas induzidas pelo flúor poderiam ser o resultado da interação com as enzimas responsáveis pela síntese ou reparação do ADN, e não diretamente com o ADN.

Wu DQ, Wu Y. (1995)[98] mostrou um aumento óbvio na frequência de SCE dos pacientes com fluorose, indicando que o flúor tinha alguns efeitos mutagénicos e poderia dar origem a danos no ADN. O facto de a frequência de SCE das pessoas saudáveis nas regiões endémicas ser também superior à dos controlos nas regiões não endémicas sugere que os danos precoces provocados pelo flúor podem ser detectados citogeneticamente nos doentes subclínicos com fluorose que não puderam receber um diagnóstico clínico precoce. Em circunstâncias normais, a taxa de incidência de micronúcleos é muito baixa, geralmente 0-2%. O valor normal verificado neste trabalho é de 02%, o que está de acordo com o relatado na literatura. Os resultados mostram que o valor médio da taxa de micronúcleos dos doentes fluorotóxicos foi de 1,94 + 0,86% (intervalo de 1-15%), o que é

2-3 vezes mais do que o valor de 0,57 + 0,44% no controlo. Em suma, o aumento de SCE e MN nos linfócitos do sangue periférico dos doentes intoxicados com flúor indica que o flúor é um agente mutagénico que pode causar danos no ADN e nos cromossomas.

Meng Z, et al. (1995)[101] realizaram um estudo que forneceu provas de que os poluentes atmosféricos da fábrica de fertilizantes fosfatados, dos quais o HF e o SiF4 são os principais produtos químicos, podiam induzir SCEs em linfócitos do sangue humano in vivo. Estes resultados implicam que, mesmo que a concentração dos poluentes químicos no ar seja baixa (por exemplo, F: 0,50 - 0,80 mg⁄m3), pode causar danos no material genético a nível cromossómico, embora a saúde geral dos trabalhadores da fábrica de fertilizantes fosfatados tenha sido considerada satisfatória. HF e SiF4 são os principais poluentes atmosféricos; no entanto, poeira contendo flúor, névoa de fosfato, amoníaco (NH3) e dióxido de enxofre (SO2) também foram libertados em pequenas quantidades no ar durante a produção de fertilizantes. Estes poluentes podem também contribuir para a indução da SCES. Por conseguinte, seria necessário efetuar um estudo mais aprofundado do efeito de indução do HF ou do SiF4 isoladamente nas SCE em linfócitos humanos para compreender os danos citogenéticos da poluição atmosférica por fluoreto.

Sheth FJ, et al. (1994)[102] utilizaram o teste SCE (Sister Chromatid Exchange) para estudar a genotoxicidade do fluoreto. No presente estudo, foram investigadas populações humanas diretamente expostas ao flúor na água potável em regiões endémicas do Norte de Gujarat para avaliar o possível efeito do flúor na SCE. Este foi o primeiro relatório sobre os efeitos genotóxicos após a ingestão de flúor a longo prazo numa área endémica da Índia. Os resultados da presente investigação sugeriram que, em pessoas afectadas pelo flúor expostas a 1,95 - 2,2 ppm de flúor na água potável, as alterações cromossómicas, indicadas pela frequência de SCE e aberrações cromossómicas, eram mais elevadas do que em pessoas normais expostas a 0,6 - 1,0 ppm de flúor na água potável.

Li J, et al. (1991)[103] realizaram um estudo com cultura de linfócitos de sangue periférico, SCE e teste de micronúcleos em 24 doentes com fluorose e o mesmo número de pessoas normais como controlo. Os resultados obtidos mostraram que, no grupo de doentes, o valor médio de SCE por célula e a frequência de micronúcleos foram de 10,24±1,67 e 1,42‰, respetivamente, enquanto no controlo apenas foram encontrados 7,62±0,80 e 0,33‰, respetivamente. E ambos os parâmetros respectivos, estatisticamente, apresentavam diferenças significativas. Estes resultados sugerem que o excesso de flúor provocaria um aumento da frequência de SCE e do número de micronúcleos nos linfócitos e causaria danos no ADN.

Manifestações neurológicas

A ingestão excessiva de fluoreto afecta negativamente o cérebro, provocando nervosismo, depressão/sensação de formigueiro nos dedos das mãos e dos pés, sede excessiva e tendência para urinar mais frequentemente. Foi referido que o flúor pode penetrar na barreira hemato-encefálica e acumular-se no tecido cerebral antes do nascimento, afectando assim aparentemente a inteligência das crianças[104] **. Li et al**[105] , da China, também registaram um QI baixo entre as crianças expostas a níveis elevados de fluoreto, em comparação com as crianças não expostas.

EFEITOS DIRECTOS DO FLUORETO NO CÉREBRO: ESTUDOS EM ANIMAIS[106]

A possibilidade de a ingestão de flúor poder afetar a inteligência e outros índices de função neurológica é apoiada por investigação sobre o cérebro fetal humano, bem como por um vasto conjunto de investigação em animais. A investigação em animais inclui 15 experiências laboratoriais que revelaram deficiências na capacidade de aprendizagem e de memória em animais tratados com flúor. A investigação animal inclui também mais de 40 estudos que investigaram o impacto do flúor em vários parâmetros da qualidade do cérebro. Tal como discutido pelo Conselho Nacional de Investigação, os estudos demonstraram consistentemente que o flúor, em concentrações muito variáveis, é tóxico para o cérebro .[106]

Conforme destacado nos excertos abaixo, os efeitos cerebrais comuns da exposição ao flúor incluem:

- redução dos receptores nicotínicos,
- redução do teor de proteínas,
- alterações da expressão proteica
- danos no hipocampo,
- inibição das actividades da colinesterase
- aumento do stress oxidativo, e
- degeneração neuronal.

Outros resultados importantes destes estudos com animais incluem:

- os efeitos tóxicos do fluoreto nas células cerebrais são significativamente piores na presença de iodo

deficiência de alumínio (uma descoberta consistente com a investigação atual sobre a inteligência humana) e excesso de alumínio;

- os efeitos do flúor são reduzidos pelo aumento da ingestão de anti-oxidantes,

EFEITO DO FLÚOR NO CÉREBRO DOS ANIMAIS:

Lou DD, et al. (2012)[107] afirmaram que a ingestão excessiva de fluoreto resultou numa distribuição mitocondrial alterada no axónio e no soma dos neurónios corticais (ou seja, o aumento no soma e a diminuição no axónio), no aumento da expressão do gene Fis1 e no aumento da fissão mitocondrial. A distribuição mitocondrial alterada pode estar relacionada com o elevado nível de expressão de Fis1 e com uma perturbação funcional das mitocôndrias.

Basha PM, et al. (2011)[108] realizaram um estudo em ratos que mostrou que o NaF prejudicava a habituação ao campo aberto e aumentava a noradrenalina (NA) e a serotonina (5-HT) no striatum, hipocampo e neocórtex. O aumento da dopamina (DA) foi limitado ao striatum. A retirada de curto prazo do NaF não reverteu estas alterações induzidas pelo NaF, e ambos os tratamentos com NaF levaram a uma ligeira fluorose nos incisivos dos ratos.

Basha PM, et al. (2011)[109] concluiu, a partir do seu estudo experimental em ratos, que havia presença de células de Purkinje eosinofílicas, neurónios em degeneração, células granulares diminuídas e vacuolações em regiões cerebrais discretas do grupo tratado com fluoreto. As alterações foram mais profundas na terceira geração quando comparadas com o grupo tratado com fluoreto de primeira e segunda geração.

Zhu W, et al. (2011)[110] realizaram um estudo experimental no hipocampo de ratos e o estudo mostrou que a fluidez da membrana sináptica do cérebro diminuiu gradualmente com o aumento da concentração de fluoreto, tendo diminuído significativamente ($P < 0,05$) no grupo de fluoreto moderado em comparação com o grupo de controlo, e o nível de expressão de PSD-95 diminuiu significativamente ($P < 0,01$) no grupo de fluoreto moderado em comparação com o grupo de controlo. Estes resultados indicam que a diminuição da fluidez da membrana sináptica e do nível de expressão da PSD-95 pode ser a base molecular dos danos no sistema nervoso central causados pela intoxicação por fluoreto; a PSD-95 na região CA3 do hipocampo é provavelmente uma molécula alvo do fluoreto.

Liu YJ, et al. (2011)[111] concluiu do seu estudo que a exposição ao flúor em excesso resultava no aumento da apoptose em cérebros de ratos e em células SH-SY5Y, sendo que um dos mecanismos poderia ser a ativação da fosforilação da JNK.

Ge Y, et al. (2011)[112] realizaram um estudo que identificou diferentes proteínas expressas nos cérebros de ratos submetidos a tratamento com elevado teor de fluoreto, baixo teor de iodo e ambos em conjunto, em comparação com os controlos, a fim de compreender melhor as alterações nas proteínas funcionais para obter informações sobre os mecanismos do elevado teor de fluoreto e baixo teor de iodo. As proteínas que se verificou estarem significativamente reguladas (com regulação positiva e negativa) incluíam as proteínas de ligação aos nucleótidos de guanina (proteínas G), a sinaptotagmina I, a lactato desidrogenase A (LDHA), o proteossoma e a adenilosuccinato liase (ASL). Algumas destas proteínas foram anteriormente referidas como estando relacionadas com fluorose e doenças por deficiência de iodo (DDI). Estas proteínas estão envolvidas na regulação de uma série de funções celulares importantes, como a sinalização celular, o metabolismo energético e o metabolismo proteico.

Chouhan S, et al. (2010)[113] realizaram um estudo que indicou alterações significativas nos parâmetros relacionados com a via de síntese de heme, como a inibição da desidratase do ácido delta-aminolevulínico no sangue, a sintetase do ácido delta-aminolevulínico, o stress oxidativo, como a depleção de glutatião (GSH) e o aumento do glutatião oxidado (GSSG) e das substâncias reactivas do ácido tiobarbitúrico. Estas alterações foram acompanhadas por uma depleção do rácio GSH:GSSG, níveis de aminas biogénicas no cérebro inteiro e um aumento dependente da dose da concentração de fluoreto. Curiosamente e de forma mais significativa, estas alterações foram mais pronunciadas em concentrações mais baixas de fluoreto em comparação com doses mais elevadas de fluoreto. As alterações bioquímicas foram apoiadas pelas observações histológicas, que também revelaram que, em concentrações elevadas de flúor, os efeitos tóxicos e os danos nos órgãos foram mais pronunciados.

Gui CZ, et al. (2010)[114] realizaram um estudo experimental que demonstrou que, na descendência de ratos expostos a um nível mais elevado de fluoreto em comparação com os controlos, a capacidade de aprendizagem e de memória diminuiu; as actividades da colinesterase nos cérebros foram inibidas; os níveis de proteína das subunidades alfa3, alfa4 e alfa7 nAChR diminuíram, o que mostrou certas correlações significativas com a capacidade de aprendizagem e de memória diminuída; e os níveis de ARNm dos nAChRs alfa3 e alfa4 diminuíram, enquanto o ARNm alfa7 aumentou.

Liu YJ, et al. (2010)[115] realizaram um estudo experimental em ratos e os resultados mostraram que, em comparação com os controlos, a capacidade de aprendizagem e memória dos ratos com fluorose estava diminuída. As expressões proteicas das subunidades alfa7 e alfa4 nAChR nos cérebros de ratos com fluorose estavam diminuídas em 35% e 33%, enquanto os mRNAs das subunidades receptoras correspondentes não apresentavam quaisquer alterações. Os aumentos de fosfo- e total-ERK1/2, bem como de fosfo-MEK1/2 ao nível das proteínas, foram encontrados nos cérebros de ratos com fluorose em comparação com os controlos, não tendo sido encontrada qualquer diferença no mRNA ERK1/2. Além disso, a taxa de ativação da fosfo-ERK1/2 estava diminuída nos cérebros afectados pela fluorose. As alterações dos nAChRs e da via ERK1/2 podem estar relacionadas com os mecanismos moleculares da diminuição da capacidade de aprendizagem e memória dos ratos com fluorose.

Kaur T, et al. (2009)[116] afirmaram que, após a exposição ao flúor, o stress oxidativo aumentou significativamente, estimado pelo aumento da peroxidação lipídica e por uma diminuição da atividade da enzima antioxidante, a superóxido dismutase. O conteúdo de neurotransmissores (por exemplo, dopamina, norepinefrina e serotonina) também foi alterado. No entanto, estes aspectos foram mais pronunciados nos animais que receberam fluoreto e alumínio em conjunto. A evidência histológica mostrou privação da integridade neuronal com maior magnitude na exposição simultânea ao flúor e ao alumínio, em comparação com o flúor isolado. Assim, pode-se concluir que o alumínio parece potencializar os riscos neurotóxicos causados pelo flúor.

Niu R, et al. (2009)[117] afirmaram que o fluoreto (F) e o chumbo (Pb) eram dois poluentes ambientais comuns que estavam ligados à diminuição da inteligência, especialmente nas crianças. O glutamato, um dos principais neurotransmissores excitatórios do sistema nervoso central, desempenha um papel importante no processo de aprendizagem e memória. No entanto, o impacto do F e do Pb, isoladamente ou em combinação, no metabolismo do glutamato no cérebro era pouco conhecido. O presente estudo foi efectuado para avaliar o nível de glutamato e as actividades das enzimas relacionadas com o metabolismo do glutamato, incluindo a asparato aminotransferase (AST), a alanina aminotransferase (ALT) e a descarboxilase do ácido glutâmico (GAD) no hipocampo, bem como as capacidades de aprendizagem de crias de ratos nas semanas 6, 8, 10 e 12 pós-natais expostas ao F e/ou ao Pb. Os resultados mostraram que as capacidades de aprendizagem e os níveis de glutamato no hipocampo foram significativamente diminuídos pelo F e pelo Pb individualmente e pela interação combinada de F e Pb. As actividades da AST e da ALT nos grupos de tratamento foram significativamente inibidas, enquanto as actividades da GAD aumentaram, especialmente nos ratos expostos ao F e ao Pb em conjunto. Estes resultados sugerem que a alteração do glutamato do hipocampo por F e/ou Pb pode, em parte, reduzir a capacidade de aprendizagem dos ratos.

Flora SJ, et al. (2009)[118] afirmaram que a exposição ao arsénio e ao flúor diminuiu significativamente os níveis de aminas biogénicas cerebrais. No entanto, as actividades da acetilcolinesterase (AChE) e da monoamina oxidase (MAO) mostraram um aumento com a exposição ao flúor. Verificou-se também um aumento das espécies reactivas de oxigénio, do nível de espécies reactivas do ácido tiobarbitúrico, das actividades da glutationa S-transferase e da glutationa peroxidase e uma diminuição da atividade da superóxido dismutase, do rácio GSH:GSSG e da atividade da glicose 6-fosfato desidrogenase. A exposição combinada a estes tóxicos produziu efeitos mais pronunciados nas actividades da AChE, MAO, SOD e catalase. Os espectros de infravermelhos revelaram menor toxicidade durante a exposição combinada, uma vez que os picos caraterísticos da citosina e da estrutura alfa-helicoidal do ADN foram observados em animais normais e expostos a arsénio e fluoreto. A vitamina E reduziu o nível de fluoreto no cérebro e o stress oxidativo dos tecidos, mas não teve qualquer efeito sobre o arsénio. A exposição combinada ao arsénio e ao flúor não conduz necessariamente a uma toxicidade mais pronunciada e, curiosamente, apresenta alguns efeitos antagónicos. A toma de suplementos de vitamina E pode ser uma mais-valia para reverter alguns dos efeitos tóxicos.

Reddy KP, et al. (2009)[119] realizaram um estudo que relatou os efeitos protectores do selénio sobre as alterações induzidas pelo flúor nas actividades dos radicais livres pró-oxidativos (xantina oxidase (XOD), peroxidação lipídica (LPO), [catalase, superóxido dismutase (SOD), glutationa-transferase (GST), glutationa peroxidase (GPX), glutatião redutase (GR), glutatião) e enzimas metabólicas [glucose-6-fosfato desidrogenase, alanina amino transferase (ALAT), aspartato aminotransferase (AAT), creatina fosfoquinase (CPK), fosfatase ácida (AP), fosfatase alcalina (ALP)] juntamente com os níveis de flúor e selénio no cérebro de ratinhos. Como é evidente neste estudo, a natureza antioxidante do selénio, juntamente com o seu efeito de inversão nas enzimas metabólicas no cérebro de ratos tratados com fluoreto, sugere a sua utilização como agente antídoto contra a fluorose.

Bhatnagar M, et al. (2006)[120] afirmou que a proteína total mostrou uma diminuição dependente da concentração no cérebro e nos músculos, mas um aumento no fígado. Os resultados do estudo indicaram que o elevado teor de flúor na água potável afecta não só as funções neurotransmissoras dos mamíferos, mas também os sistemas antioxidantes.121

Ge Y, et al. (2005)[121] realizaram um estudo que demonstrou que a percentagem de células cerebrais danificadas de graus II e III era até 12% superior à do grupo de controlo, e o rácio de cauda era de 24,68%. Os danos no ADN das células cerebrais expostas a um elevado teor de flúor, baixo teor de iodo e à sua interação combinada aumentaram acentuadamente, especialmente no grupo [elevado teor de flúor + baixo teor de iodo].

Chinoy NJ, et al. (2004)[122] afirmaram que os níveis de glutatião e as actividades da catalase, GSH-PX e SOD diminuíram significativamente, ao passo que os níveis de peróxido lipídico aumentaram no cérebro de ratos adultos tratados com NaF, As2O ou NaF + As2O3, em concordância com relatórios anteriores.

Shah SD, Chinoy NJ. (2004)[123] afirmou que a histologia do hemisfério cerebral foi alterada pelo tratamento com NaF e/ou trióxido de arsénio [As2O3] durante 30 dias, sendo que o efeito do As2O3 foi maior do que o do tratamento com NaF. Este resultado está de acordo com outros. A redução da atividade da enzima acetilcolinesterase (AChE) no cérebro observada no presente estudo corrobora os dados de outros em ratos expostos durante três meses ao trióxido de arsénio e no cérebro de ratos e ratazanas tratados com NaF, em comparação com os controlos. Os níveis de ADN e ARN no hemisfério cerebral foram significativamente mais baixos nos ratos tratados com NaF e/ou As2O3 no presente estudo, o que poderia afetar a função cerebral. A ingestão de antídotos de vitaminas C e E, bem como de fosfato de cálcio, quer individualmente quer em combinação, durante o período de privação de 30 dias, resultou numa recuperação significativa, provavelmente devido às propriedades antioxidantes das vitaminas C e E e à modulação da toxicidade induzida pelo flúor nos ratos pelo cálcio.

Wang J, Ge Y, Ning H, Wang S. (2004)[124] afirmou que a atividade da superóxido dismutase (SOD) e o conteúdo de malondialdeído (MDA) no cérebro do grupo combinado de elevado teor de fluoreto e baixo teor de iodo foram significativamente mais elevados durante e no final do período de 90 dias do que no grupo de controlo, mas a relação SOD/MDA neste grupo de elevado teor de fluoreto e baixo teor de iodo foi consistentemente mais baixa do que no grupo de controlo. Estes resultados sugerem que o stress [oxidativo] provocado por um elevado teor de flúor e um baixo teor de iodo é uma das causas da redução da aprendizagem e da memória na descendência de ratos.

Wang J, et al. (2004)[124] afirmaram que a proteína cerebral foi diminuída por um baixo teor de iodo e ainda mais pela interação combinada de um elevado teor de flúor e baixo teor de iodo. A atividade da colinesterase (ChE) no cérebro foi afetada, até certo ponto, pelo elevado teor de flúor e pelo baixo teor de iodo, mas foi especialmente afetada pelo elevado teor de flúor e pelo baixo teor de iodo em conjunto.

Shan KR, Qi XL, Long YG, Wang YN, Nordberg A, Guan ZZ. (2004)[125] realizou um estudo experimental que mostrou as alterações dos receptores nicotínicos de acetilcolina (nAChRs) no cérebro de ratos e nas células PC12 afectadas pela toxicidade do flúor. O stress oxidativo, incluindo a oxidação das proteínas dos receptores e a peroxidação lipídica na membrana celular, pode ser um mecanismo do défice dos receptores.

Shen X, Zhang Z, Xu X. (2004)[126] afirmaram que a fluorose teve uma influência óbvia na composição de fosfolípidos e ácidos gordos em células cerebrais de ratos, e o seu mecanismo pode estar associado à ação da peroxidação lipídica, e 0,03 mg/L de KI (iodo de potássio) é a concentração ideal para a ação antagónica com esta influência da fluorose.

Chen J, Shan KR, Long YG, Wang YN, Nordberg A, Guan ZZ. (2003)[127] sugeriu que a diminuição selectiva do número de nAChRs poderia desempenhar um papel importante no(s) mecanismo(s) pelo(s) qual(is) o flúor causou disfunção do sistema nervoso central.

Shashi A. (2003)[128] afirmou que ocorreram alterações neuropatológicas com perda da camada molecular e da camada de células gliais nos tecidos cerebrais de coelhos expostos às três doses mais elevadas de fluoreto. Os neurónios de Purkinje apresentaram cromatólise e adquiriram um aspeto "balonado". A substância de Nissl apresentou vários graus de diminuição e até perda completa. As partículas fragmentadas ficaram retidas na zona perinuclear. O pericárdio mostrou vacuolização e os corpos esferóides estavam presentes na neoplasia. Estas inclusões citoplasmáticas apareceram como corpos ovóides de vários tamanhos ou massas eosinofílicas alongadas, devido às quais o núcleo foi deslocado para a periferia. Estas alterações neurotóxicas no cérebro sugerem que houve uma ação direta do flúor sobre o tecido nervoso, que foi responsável por problemas do sistema nervoso central, tais como tremores, convulsões e paralisia, indicando disfunção cerebral observada nas duas doses mais elevadas.

Zhai JX, et al. (2003)[129] afirmam que o flúor pode atravessar a barreira hemato-encefálica e acumular-se no hipocampo do rato, inibindo a atividade da colinesterase.

Bhatnagar M, et al. (2002)[130] afirmaram que o estudo de microscopia ótica das sub-regiões do hipocampo demonstrou um número significativo de corpos celulares nervosos degenerados nas áreas CA3, CA4 e giro denteado (Dg) de ratinhos fêmeas adultos a quem foi administrado fluoreto de sódio.

Os estudos ultra-estruturais revelaram caraterísticas neurodegenerativas, como a involução das membranas celulares, o inchaço das mitocôndrias, a aglomeração de material cromatínico, etc., que podem ser observadas nos corpos celulares de CA3, CA4 e giro denteado (Dg).

Chen J, Chen X, Yang K, Xia T, Xie H. (2002)[131] afirmou que os danos no ADN dos neurónios do pálio dos ratos do grupo do flúor eram muito mais graves do que os do grupo de controlo. O fluoreto de sódio pode induzir danos no ADN e apoptose no cérebro dos ratos.

Long YG, Wang YN, Chen J, Jiang SF, Nordberg A, Guan ZZ. (2002)[132] afirmou que, para investigar os mecanismos moleculares subjacentes à disfunção cerebral causada pela fluorose crónica, os receptores nicotínicos neuronais de acetilcolina (nAChRs) no cérebro de ratos que receberam 30 ou 100 ppm de flúor na água potável durante 7 meses foram analisados no presente estudo, utilizando a ligação de ligandos e Western blotting. Uma vez que os nAChRs desempenham um papel importante nos processos cognitivos, como a aprendizagem e a memória, a diminuição do número de nAChRs causada pela toxicidade do flúor pode ser um fator importante no mecanismo de disfunção cerebral da doença.

Shivarajashankara YM , et al. (2002)[133] sugeriram que o flúor aumentava o stress oxidativo no cérebro, perturbando assim a defesa antioxidante dos ratos. O aumento do stress oxidativo poderia ser um dos factores mediadores na patogénese da toxicidade do flúor no cérebro.

Shivarajashankara YM , et al. (2002)[134] afirmaram que os ratos expostos a 100 ppm de fluoreto apresentavam alterações neurodegenerativas significativas no hipocampo, amígdala, córtex motor e cerebelo. Estas alterações histológicas sugerem um efeito tóxico da ingestão elevada de flúor durante as primeiras fases de desenvolvimento da vida no crescimento, diferenciação e organização subcelular das células cerebrais dos ratos.

Chen J, Chen X, Yang K. (2000)[135] afirmou que a extensão dos danos no ADN no grupo fluoreto + selénio + zinco foi significativamente menor do que no grupo fluoreto ($P < 0,05$). Isto sugere que o flúor e o selénio podem induzir danos no ADN das células neurais do pálio dos ratos, respetivamente.

Lakshmi Vani M, Pratap Reddy K. (2000)[136] afirmaram que tanto o cérebro como o músculo foram afectados pelo flúor com a inibição de algumas enzimas associadas ao metabolismo dos radicais livres, à produção e transferência de energia, ao transporte de membranas e à transmissão sináptica,

mas com uma maior atividade da XOD.

Lu XH, et al. (2000)[137] afirmaram que havia uma tendência para a apoptose dos neurónios na fluorose crónica em ratos. Esta tendência era mais evidente com alterações na patologia. Não era provável que existisse apenas uma forma de lesão dos neurónios no processo de fluorose crónica. Havia alterações recessivas e apoptose no processo ao mesmo tempo.

Shao Q, Wang Y, Guan Z. (2000)[138] afirmam que a ingestão excessiva de flúor a longo prazo pode causar um potencial aumento do nível de stress oxidativo no tecido cerebral.

Van der Voet GB, et al. (1999)[139] concluíram que o alumínio interferia com o metabolismo do citoesqueleto neuronal e que esta interferência era potenciada pelo flúor.

Zhang Z, et al. (1999)[140] afirmaram que a espessura da densidade pós-sináptica (PSD) estava diminuída e a largura da fenda sináptica estava notavelmente aumentada. Os resultados sugerem que a diminuição da capacidade de aprendizagem induzida pela fluorose pode estar intimamente relacionada com as alterações patológicas da estrutura sináptica no cérebro dos ratinhos.

Guan ZZ, et al (1998)[141] afirmam que os conteúdos de fosfolípidos e ubiquinona foram modificados em cérebros afectados por fluorose crónica e que estas alterações dos lípidos das membranas podem estar envolvidas na patogénese desta doença.

Varner JA, et al. (1998)[142] afirmaram que, embora a pequena quantidade de AlF na água potável dos ratos necessária para efeitos neurotóxicos fosse surpreendente, talvez ainda mais surpreendentes fossem os resultados neurotóxicos do NaF na dose administrada no presente estudo [1,0 ppm F]. Os resultados do presente estudo indicam que avaliações neuropatológicas mais intensivas dos efeitos do F no cérebro poderão revelar-se úteis. Em resumo, a administração crónica de AlF e NaF na água de beber de ratos resultou em alterações morfológicas distintas no cérebro, incluindo efeitos nos neurónios e na cerebrovasculatura.

Zhao XL, Wu JH. (1998)[143] afirmou que o flúor pode penetrar na barreira hemato-encefálica, interagir com a AChE localizada nas membranas celulares e interferir com as suas funções fisiológicas, induzindo assim neurotoxicidade.

Guan Z, Wang Y, Xiao K. (1997)[144] afirmam que o metabolismo dos fosfolípidos cerebrais pode ser afetado pelo flúor acumulado no tecido cerebral, o que está relacionado com a degeneração dos neurónios. As alterações dos fosfolípidos cerebrais podem estar envolvidas na patogénese da fluorose crónica.

Issacson R, et al. (1997)[145] afirma que foram observadas anomalias neuronais nos animais tratados com NaF - especialmente nas camadas celulares mais profundas. O tratamento com NaF também produziu distorções das células e, em alguns ratos, foi possível demonstrar perdas de células em determinadas regiões do cérebro. Tanto o AlF3 como o NaF induziram inclusões vasculares, embora de carácter diferente.

Wang Y, Guan Z, Xiao K. (1997)[146] afirmaram que o teor de coenzima Q no tecido cerebral de ratos alimentados com água contendo flúor diminuiu na fase inicial da fluorose, mas aumentou significativamente na fase tardia. Especula-se que as alterações no conteúdo da coenzima Q possam estar correlacionadas com as alterações nos níveis de radicais livres induzidas pelo flúor.

Li Y, et al. (1994)[147] afirmaram que a ingestão excessiva de flúor diminuía o ácido 5-hidroxi-indol acético e aumentava a norepinefrina no cérebro de ratos.

Shashi A, et al. (1994)[148] afirmaram que o flúor tinha um efeito específico na síntese de proteínas no cérebro, o que poderia levar a alterações degenerativas sob a forma de degeneração em balão dos neurónios, vários graus de perda da substância nisal e alterações nas células purkinje do córtex cerebelar. Tais alterações forneceriam uma explicação plausível para algumas das diversas queixas neruológicas nos braços e pernas, como dormência, espasmos e dores musculares, convulsões tenaniformes e paraplegia espástica, encontradas em pacientes com fluorose esquelética.

Shashi A. (1992)[149] afirmou que o efeito neurotóxico do flúor no conteúdo lipídico do cérebro foi avaliado em coelhos durante a fluorose experimental. O flúor exerceu um efeito inibitório sobre os ácidos gordos livres no cérebro de ambos os **sexos.** Foi discutida a relevância destes resultados na fluorose experimental.

EFEITO DO FLUORETO NO CÉREBRO DO FETO

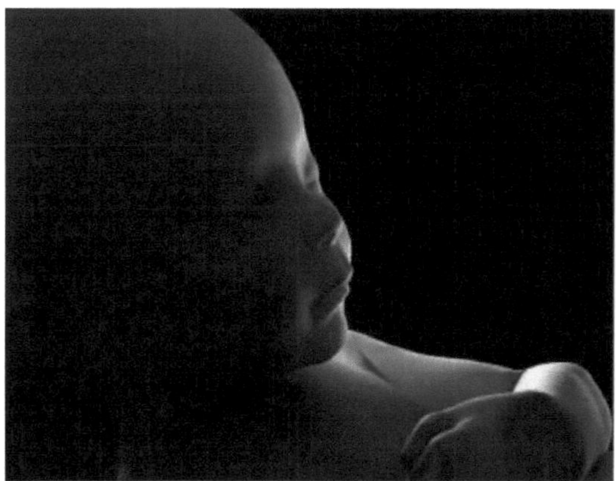

A placenta humana não impede a passagem de flúor da corrente sanguínea da mãe grávida para o feto. Como resultado, o feto pode ser prejudicado pela ingestão de flúor na gravidez. Com base em pesquisas realizadas na China, o cérebro do feto é um dos órgãos susceptíveis ao envenenamento por flúor .[106]

Conforme destacado nos excertos abaixo, três estudos chineses investigaram o efeito do flúor no cérebro fetal e cada um deles encontrou evidências de danos neurológicos significativos, incluindo degeneração neuronal e níveis reduzidos de neurotransmissores como a norepinefrina. Como refere Yu (1996), "quando os níveis de norepinefrina baixam, a capacidade de manter um estado de ativação adequado no sistema nervoso central fica enfraquecida". Estudos com animais tratados com flúor relataram efeitos semelhantes, incluindo níveis mais baixos de norepinefrina. (Kaur 2009; Li 1994).

O nível de segurança ainda não é conhecido

Os níveis de flúor a que foram expostas as mulheres grávidas nestes estudos são mais elevados do que a maioria das mulheres nos países ocidentais pode esperar ingerir. A segurança de níveis mais baixos de flúor para o desenvolvimento do cérebro fetal ainda não foi investigada e continua por determinar.

Curiosamente, na década de 1960, a FDA proibiu a utilização de suplementos pré-natais de flúor com base na sua preocupação com possíveis efeitos adversos no feto.

Deve-se notar também que as mulheres que bebem grandes quantidades de chá provavelmente terão níveis de flúor no sangue semelhantes aos das mulheres nesses estudos. Para além disso, se uma mulher grávida receber um tratamento com gel de flúor do dentista, os seus níveis de flúor no sangue podem ficar extremamente elevados durante até 15 horas, excedendo os níveis de exposição a curto prazo relatados que prejudicam o metabolismo da glicose e a função renal em adultos humanos e a qualidade do esperma em carneiros. As potenciais ramificações destes picos de flúor na saúde do feto não foram consideradas na literatura até à data .[106]

INVESTIGAÇÃO SOBRE O EFEITO DO FLÚOR NO CÉREBRO DO FETO:

A) O estudo Yu/Dong

Os dois artigos seguintes fornecem resultados de uma única investigação de 20 fetos (10 de uma área com alto teor de flúor e 10 de uma área com baixo teor de flúor). Um terceiro artigo desta investigação examinou o efeito do flúor na ultra-estrutura celular de outros tecidos e está incluído no final desta página:

Yu Y, et al. (1996)[150] afirmam que as mães dos dez fetos que constituíram o grupo de sujeitos deste estudo apresentavam todas fluorose dentária, com um aumento correspondente do fluoreto urinário, indicando que estas mulheres grávidas sofriam de envenenamento crónico por fluoreto. O excesso de flúor da mãe passou através da barreira placentária para o feto, e daí através da barreira hemato-encefálica para se acumular no cérebro do feto, levando a um aumento significativo dos níveis de flúor nos ossos e no cérebro. Os resultados foram consistentes com relatórios anteriores. Experiências anteriores tinham demonstrado que os cérebros de fetos de áreas de fluorose endémica, bem como de ratos envenenados com flúor, manifestam alterações morfológicas. Na sequência de testes experimentais dos neurotransmissores de monoamina em fetos de áreas endémicas de fluorose, o presente estudo encontrou níveis reduzidos de norepinefrina e níveis elevados de epinefrina. A presença de norepinefrina no cérebro permite que o organismo fique alerta e previne a intensificação de reacções reflexas e outros comportamentos. A norepinefrina também desempenha um papel na regulação de mecanismos de resposta complexos, emoções, função cerebrocardiovascular, etc. Quando os níveis de norepinefrina baixam, a capacidade de manter um estado de ativação adequado no sistema nervoso central fica enfraquecida. Os níveis elevados de epinefrina podem ser devidos a um bloqueio da via que transforma a epinefrina em norepinefrina ou, possivelmente, devido à supressão das enzimas metabólicas relevantes, fazendo com que os níveis cerebrais de epinefrina aumentem e os níveis de norepinefrina diminuam.

Dong Z, et al. (1993)[151] afirmaram que foram determinados os conteúdos de cinco tipos de neurotransmissores de aminoácidos e três tipos de neurotransmissores de monoamina nos cérebros de fetos abortados através de parto induzido numa área endémica de fluorose crónica. Os resultados revelaram que o conteúdo do aminoácido excitatório, ácido aspártico, era significativamente mais baixo do que nos fetos da zona não endémica, enquanto o conteúdo do aminoácido inibitório, taurina, era significativamente mais elevado; o conteúdo da principal glicina inibidora da medula espinal estava significativamente reduzido. Entre os neurotransmissores monoaminérgicos, o teor de norepinefrina estava significativamente reduzido; os teores de 5-hidroxitriptamina nos lobos frontal e occipital estavam elevados e o teor de 5-hidroxitriptamina no lobo parietal (giros pré-central e pós-central) estava reduzido.

B) O estudo Du

Du L. (1992)[152] afirmou que o flúor pode atravessar a placenta do sangue da mãe para o feto em desenvolvimento. As células de Purkinje normais da área de fluorose não endémica foram observadas em linhas simples ou paralelas e estavam bem organizadas no cerebelo fetal. As células de Purkinje dos fetos da área de fluorose endémica estavam anormalmente desorganizadas e tinham uma camada granulada mais espessa no cerebelo. Outras dismorfologias, incluindo um rácio núcleo-citoplasma mais elevado dos cones cerebrais, dos cones do hipocampo e das células do cone de Purkinje, apoiam a teoria de que o flúor tem um efeito adverso no desenvolvimento do cérebro. A análise SEM também encontrou neurónios reduzidos do córtex cerebral, diminuição da densidade numérica, densidade de volume e densidade de superfície nos fetos da área de fluorose endémica. Em suma, a passagem de flúor através da placenta de mães com fluorose crónica e a sua acumulação no cérebro do feto tem impacto no desenvolvimento do sistema nervoso central e atrasa o desenvolvimento dos neurónios.

C) O estudo Han

Han H, et al. (1989)[153] afirmam que, nos últimos anos, os investigadores notaram que o envenenamento por fluoreto parece começar na fase fetal. O estudo recolheu espécimes de abortos induzidos tanto em áreas endémicas de fluoreto como em áreas não afectadas e, através de análises histoquímicas, análises enzimático-químicas, microscopia de luz e microcopia eletrónica, investigou os efeitos do fluoreto no feto, fornecendo provas da contração da fluorose na primeira infância. Quando os vários tecidos duros e moles retirados dos fetos como parte deste estudo foram testados quanto à presença de flúor, os resultados mostraram que o cérebro e o tecido ósseo dos fetos da área endémica de flúor tinham um teor de flúor mais elevado do que os controlos ($P < 0,05$). A razão para esta disparidade foi a ingestão anterior de flúor em excesso pela mãe. O flúor pode atravessar a barreira hemato-encefálica e acumular-se no tecido cerebral. Assim, neste estudo, o tecido cerebral dos fetos da área endémica de flúor apresentou níveis de flúor mais elevados do que o controlo. Os mecanismos envolvidos ainda não eram claros. Para além de quantidades aumentadas de flúor, o tecido cerebral dos indivíduos endémicos também apresentava células nervosas com mitocôndrias inchadas, retículos endoplasmáticos granulares expandidos, agrupamento da cromatina, danos no envelope nuclear, um menor número de sinapses, menos mitocôndrias, microtúbulos e vesículas dentro das sinapses e danos na membrana sináptica. Estas alterações indicam que o flúor pode retardar o crescimento e a divisão das células no córtex cerebral. Menos mitocôndrias, microtúbulos e vesículas nas sinapses podem levar a menos ligações entre os neurónios e a uma função sináptica anormal, influenciando o desenvolvimento intelectual após o nascimento.

O estudo seguinte envolve o mesmo tecido fetal que foi examinado nos estudos Yu (1996) e Dong (1993). No entanto, em vez de investigar o efeito do flúor no cérebro, este estudo examinou o efeito do flúor na ultra-estrutura das células em vários tecidos do corpo, incluindo a glândula tiroide. Como se pode ver na descrição seguinte, os fetos das mulheres expostas ao flúor estavam a sofrer um efeito tóxico sistémico.

Yu Y. (2000)[154] afirmou que as alterações ultra-estruturais das células epiteliais dos fígados, glândulas supra-renais e glândulas tiróides de fetos humanos de uma área endémica de fluorose foram observadas para fornecer a base experimental para a investigação do mecanismo dos danos celulares causados pelo flúor. Foram recolhidos 10 fetos humanos de uma área endémica de fluorose, cujas mães tinham todas fluorose dentária com um teor de fluoreto urinário de (4,37 ± 2,94) mg/L. Foram recolhidos 10 fetos humanos numa área não endémica de fluorose, cujas mães não tinham fluorose dentária, com um teor de fluoreto urinário de (1,67 ± 0,82) mg/L. O método do elétrodo de fluoreto foi utilizado para testar o teor de fluoreto nos ossos do feto. Os tecidos do fígado, das glândulas supra-renais e das glândulas tiróides dos fetos foram retirados para exames de microscopia eletrónica. Os exames de microscopia eletrónica mostraram: as principais alterações das membranas celulares eram microvilosidades que estavam encurtadas, reduzidas em número ou mesmo desaparecidas. As ligações intercelulares estavam soltas e a sua estrutura estava desordenada. Nas células com alterações patológicas graves, formaram-se estruturas semelhantes à mielina. As principais alterações mitocondriais eram: mitocôndrias inchadas com volume aumentado, e até cristas desaparecidas e vacuoladas. As principais alterações patológicas do retículo endoplasmático foram: retículo endoplasmático rugoso dilatado e vesicular e nucleoproteínas parcialmente depletadas no retículo endoplasmático rugoso. As principais alterações patológicas dos núcleos celulares eram estruturas vesiculares de dupla camada das membranas nucleares, danificadas e dilatadas. Em alguns citoplasmas apareceram enormes corpos de inclusão ou partículas com uma densidade eletrónica anormal relativamente elevada. O estudo concluiu que os danos causados pelo flúor nas estruturas celulares eram multifacetados. As membranas celulares, as mitocôndrias, o retículo endoplasmático rugoso e as membranas nucleares podem ser danificadas aquando da fluorose.

Fluoride's effects on the brain - Ellen Connett, Diretora, Fluoride Action Network Pesticide Project, 19 de abril de 2004.[155]

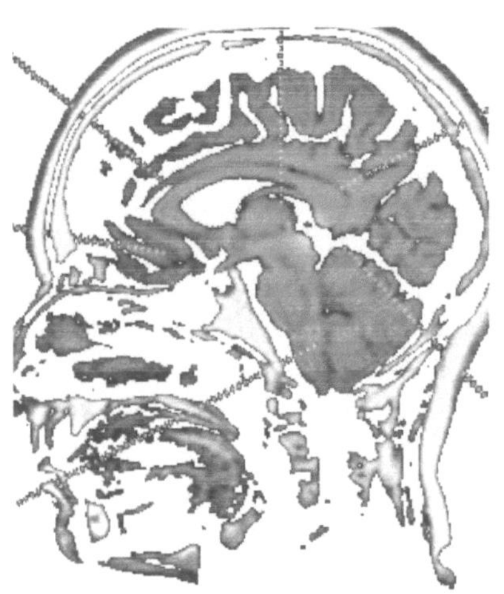

1) A capacidade do flúor para danificar o cérebro representa uma das áreas mais activas da investigação sobre a toxicidade do flúor atualmente.

2) A investigação sobre o flúor e o cérebro tem sido alimentada por 18 estudos em seres humanos da China, Índia, Irão e México, que concluíram que níveis elevados de exposição ao flúor estão associados a défices de QI nas crianças.

O impacto do flúor no QI é exacerbado em crianças com baixa exposição ao iodo.

3) O impacto do flúor no QI das crianças foi documentado mesmo depois de controlar a exposição das crianças ao chumbo, a exposição ao iodo, a educação dos pais e o estatuto de rendimento, e outros factores conhecidos que podem ter impacto nos resultados (Rocha-Amador 2007; Xiang 2003 a,b).

4) Para além dos estudos sobre o QI, três estudos (Yu 1996; Du 1992; Han 1989) concluíram que o flúor se acumula no cérebro do feto, causando danos nas células e nos neurotransmissores, e um estudo (Li 2004) concluiu que existe uma correlação entre a exposição ao flúor durante o desenvolvimento fetal e os défices comportamentais dos recém-nascidos.

5) Vários estudos recentes descobriram que mesmo a exposição de adultos ao flúor pode resultar em perturbações do sistema nervoso central, particularmente entre os trabalhadores industriais.

6) As descobertas de efeitos neurológicos em humanos expostos ao flúor são consistentes com, e reforçadas por, descobertas recentes de mais de 40 estudos em animais publicados desde 1992. Tal como acontece com os estudos em seres humanos, os estudos em animais registaram uma diminuição dos processos de aprendizagem e memória nos grupos tratados com flúor.

7) Os estudos em animais também documentaram provas consideráveis de efeitos tóxicos diretos do flúor no tecido cerebral, mesmo a níveis tão baixos como 1 ppm de flúor na água (Varner 1998). Estes efeitos incluem:

- - redução dos receptores nicotínicos de acetilcolina;
- - redução do teor lipídico;
- - sistemas de defesa anti-oxidantes danificados;
- - danos no hipocampo;
- - danos nas células purkinje;
- - aumento da absorção de alumínio;
- - formação de placas beta-amilóides (a anomalia cerebral clássica da doença de Alzheimer);
- - exacerbação de lesões induzidas por deficiência de iodo; e
- - acumulação de fluoreto na glândula pineal.

Poureslami HR, et al. 2011 5[16] realizaram um estudo transversal para avaliar o efeito da exposição crónica elevada ao flúor (F) na inteligência das crianças. Neste estudo transversal, foram estudadas duas comunidades urbanas com um estatuto socioeconómico e cultural semelhante, mas com diferentes níveis de F na água potável, na província de Kerman: Cidade de Koohbanan (F 2,38 mg/L), cidade de Baft (F 0,41 mg/L). As amostras do estudo eram constituídas por 119 crianças com idades compreendidas entre os 6 e os 9 anos: 59 crianças de Koohbanan e 60 crianças de Baft. O teste de Raven foi utilizado para determinar o efeito da exposição ao F no QI das crianças. Na área com baixo teor de F (grupo de controlo), a pontuação média de QI das crianças foi de 97,80 ± 15,95, tendo diminuído para 91,37 ± 15,63 no grupo com alto teor de F (crianças de Koohbanan), o que foi significativamente diferente do grupo de controlo ($P < 0,05$).

o estudo concluiu que a exposição crónica a níveis elevados de F pode ser um dos factores que influenciam o desenvolvimento intelectual.

O EFEITO DA ÁGUA POTÁVEL COM ELEVADO TEOR DE FLÚOR NO ESTADO INTELECTUAL DE CRIANÇAS DE ZONAS ENDÉMICAS DE HARYANA[104]

Foi realizado um estudo sobre o efeito da água potável com elevado teor de flúor no estado intelectual de crianças de zonas endémicas de Haryana nos Departamentos de Pedodontia e Odontologia Preventiva e Psiquiatria, Pt. B.D. Sharma, PGIMS, Rohtak. Os objectivos deste estudo consistiam em encontrar a correlação entre o estado de fluorose dentária e o estado intelectual em 60 crianças, com idades compreendidas entre os 8 e os 12 anos, que frequentavam consultas de medicina dentária em várias zonas de fluorose endémica de Haryana. O seu estado de fluorose foi determinado através da análise dos níveis de fluoreto na água potável, dos níveis de fluoreto na urina e dos graus de fluorose dentária. O seu estatuto intelectual foi determinado utilizando o teste das matrizes progressivas coloridas de Raven .[104]

Os resultados deste estudo são os seguintes:

1. O grupo I era constituído por doze crianças com fluorose grave, doze com fluorose moderada e seis com fluorose ligeira. A pontuação média de fluorose dentária do grupo I foi de 4,2+0,761

2. O grupo II era constituído por quatro crianças com fluorose grave, catorze com fluorose moderada e sete com fluorose ligeira, quatro com fluorose muito ligeira e uma com fluorose questionável. O escore médio de fluorose dentária do grupo II foi de 3,53+1,008.

3. No grupo II, constituído por crianças com atraso mental, uma criança tinha atraso mental profundo, oito crianças tinham atraso mental grave, treze tinham atraso mental moderado e oito tinham atraso mental ligeiro.

4. Foi encontrada uma relação direta entre os níveis de fluoreto da água e a fluorose dentária em ambos os grupos do estudo. A correlação foi altamente significativa estatisticamente ($p<0,001$) em ambos os grupos.

5. Da mesma forma, foi encontrada uma relação direta entre os níveis de fluoreto na urina e a fluorose dentária em ambos os grupos do estudo. A correlação foi altamente significativa em termos estatísticos ($p<0,001$) para o grupo 1, embora não tenha sido estatisticamente significativa para o grupo II.

6. Foi encontrada uma relação direta entre os níveis de fluoreto na água e os níveis de fluoreto na urina em ambos os grupos do estudo. A correlação foi altamente significativa do ponto de vista estatístico ($p<0,001$) em ambos os grupos.

7. Foi encontrada uma relação inversa entre o estado de fluorose dentária e o estado intelectual em ambos os grupos do estudo. A correlação foi altamente significativa estatisticamente ($p<0,001$) em ambos os grupos, e essa relação foi mais significativa no grupo II em comparação com o grupo I.

8. Foi encontrada uma relação inversa entre o estado intelectual e os níveis de fluoreto na água em ambos os grupos do estudo. A correlação foi altamente significativa estatisticamente ($p<0,001$) no grupo I, e $p<0,01$ no grupo II.

9. Foi encontrada uma relação inversa entre o estado intelectual e os níveis de fluoreto na urina em ambos os grupos do estudo. A correlação não foi estatisticamente significativa para o grupo II, e foi altamente significativa estatisticamente ($p<0,001$) para o grupo I.

10. Existe uma verdadeira relação entre a fluorose dentária e o estado intelectual, tal como sugerido pelo grupo II do estudo.

A literatura relata numerosos estudos em animais sobre os efeitos do flúor no sistema nervoso central. Sabe-se que níveis elevados de fluoreto afectam diretamente o sistema nervoso central sem causar primeiro as deformações físicas da fluorose esquelética. Sabe-se também que o flúor afecta os sistemas de defesa anti-oxidante nos ratos, sobretudo no início da vida, o que significa que o desenvolvimento do cérebro e do sistema nervoso central é afetado, uma vez que a maior parte do crescimento do cérebro ocorre no início da vida.

A relação inversa entre a fluorose dentária e o estado intelectual, tal como demonstrado no estudo, é real, tal como reforçado pelo segundo grupo do estudo. Uma vez que a relação entre a fluorose dentária e o estado intelectual é inversa em ambos os grupos, e a correlação é estatisticamente mais significativa no grupo dos deficientes mentais, isso prova que existe uma verdadeira associação entre os dois. Os resultados do estudo estão em consonância com os estudos efectuados por investigadores chineses em seres humanos que relacionam a diminuição da capacidade intelectual com o aumento do grau de fluorose dentária.

Com base nos resultados do estudo, a exposição das crianças a níveis elevados de fluoreto pode implicar o risco de um desenvolvimento deficiente da inteligência.

Conclui-se dizendo que as conclusões do estudo têm implicações mais vastas no que diz respeito ao desenvolvimento mental e intelectual das crianças em zonas de fluorose endémica em todo o mundo. Com a simples limitação dos níveis de fluoreto da água potável, muitas deficiências mentais podem ser evitadas. É claramente indicada uma necessidade urgente de investigação adicional, especialmente em seres humanos, para clarificar a natureza da relação entre o flúor e a inteligência .[104]

ALERGIA E HIPERSENSIBILIDADE AO FLÚOR

Atualmente, considera-se que o significado de alergia é sinónimo de hipersensibilidade. Normalmente referem-se à hipersensibilidade imediata do tipo 1, mediada por anticorpos IgE específicos em indivíduos geneticamente predispostos e que resulta em sintomas caraterísticos de eczema, urticária, rinite, asma e anafilaxia, embora se note que vários tipos de estados alérgicos englobam todos os mecanismos descritos por **Gell e Coombs**[157].

Feltman e Kosel relataram que 1% dos seus casos reagiram negativamente aos comprimidos de flúor. A dermatite atópica e a urticária ocorreram com a utilização de comprimidos de flúor, desapareceram com a utilização de comprimidos de placebo e voltaram a ocorrer quando os comprimidos de flúor foram, sem o doente saber, administrados novamente[158]. **Kaplan** refere que, quando se suspeita de uma reação urticariforme a um medicamento, este diagnóstico pode ser testado através da eliminação do agente. Se estiver correto, prevê-se a resolução gradual da urticária. O autor refere que todos os medicamentos devem ser considerados como uma causa potencial de urticária. Exceto no caso da penicilina, afirma que não existem testes de rotina disponíveis que possam confirmar ou refutar de forma fiável o diagnóstico de urticária ou angioedema induzidos por medicamentos, pelo que é indicada uma abordagem empírica[159]. A abordagem empírica adoptada por **Feltman e Kosel** de retirada dos comprimidos de flúor, substituição por comprimidos de placebo e, posteriormente, um desafio cego com comprimidos de flúor parece estar de acordo com as orientações de **Kaplan**[158,159]. Contrariamente à opinião de **Austen et al**, os resultados sugerem que existem provas clínicas da existência de uma síndrome de alergia ao flúor.

Outro artigo revisto **por Austen et al, de Shea, Gillespie e Waldbott**, relatou alergia ao flúor em pasta de dentes e gotas. Num caso, envolvendo um homem de 48 anos de idade com urticária gigante, foi utilizado um teste em dupla ocultação para confirmar a relação etiológica com o flúor[160]. As lesões tinham envolvido principalmente as mãos e os pés, mas por vezes toda a superfície do corpo. Ocorriam normalmente cerca de uma hora após o pequeno-almoço. Na altura, o doente usava uma pasta de dentes fluoretada. Seis dias depois de ter deixado de o fazer, ficou completamente livre de sintomas. Três anos mais tarde, teve outro episódio de urticária generalizada. Este ocorreu uma hora depois de ter escovado inadvertidamente os dentes com uma pasta de dentes fluoretada. O teste em dupla ocultação envolveu a ingestão de uma colher de sopa de água todas as manhãs de três frascos rotulados como 1, 2 e 3, sendo cada frasco utilizado à vez durante uma semana de cada vez. O frasco 2 continha 1 mg de flúor por colher de sopa, sendo este código conhecido apenas pelo farmacêutico que preparava os frascos. No quarto dia de utilização do frasco 2, o doente desenvolveu prurido generalizado e edema nas articulações distais das extremidades. No entanto, continuou a tomar a água do frasco 2 durante mais três dias, período durante o qual desenvolveu urticária no cotovelo direito e dores na zona lombo-sacra, seguidas de um surto de urticária generalizada. Estes sintomas desapareceram dois dias depois de o doente ter deixado de tomar a garrafa 2.

Num segundo caso, o papel etiológico do flúor foi confirmado através de um teste de contacto. A paciente, uma mulher de 9 anos de idade, tinha urticária frequente, conjuntivite alérgica e ataques asmáticos menores. Tinha tido episódios constantes de úlceras distribuídas por toda a cavidade oral. Apresentava uma ligeira sensibilidade abdominal. Desde o início das lesões orais, era utilizada uma pasta de dentes fluoretada. Um teste de contacto revelou uma reação positiva ao dentífrico fluoretado, mas não à pastilha elástica, ao Lifesavers ou a um dentífrico não fluoretado. Durante o desenvolvimento da reação positiva do teste de adesivo, o doente teve um surto de lesões orais associado a dores abdominais graves. Depois de mudar para uma pasta de dentes sem flúor, as lesões orais, bem como as dores abdominais, desapareceram completamente. Um ano mais tarde, ocorreu uma recorrência da estomatite nos 15 minutos seguintes à escovagem inadvertida dos dentes com uma pasta dentífrica fluoretada. Ocorreram também dores abdominais graves[160]. Mais uma vez, neste caso, as diretrizes de **Kaplan**[159] parecem ter sido seguidas e indicam que existem provas clínicas que demonstram a existência de uma síndrome de alergia ao flúor.

Embora os casos acima mencionados se refiram à utilização de comprimidos e pasta de dentes com flúor, em contraste com a menção na declaração de **Austen et al** de fluoretos utilizados na fluoretação dos abastecimentos de água da comunidade, esta qualificação não é mencionada anteriormente no artigo de Austen et al. Aí se afirma que não existem provas clínicas suficientes para afirmar que existe uma verdadeira síndrome de alergia aos fluoretos .[161]

ALERGIA À PASTA DE DENTES COM FLÚOR - NOVO RELATÓRIO

Michael Connett, 2004, apresentou um novo relatório sobre a alergia à pasta dentífrica com flúor. Concluiu que a pasta de dentes com flúor causava dermatite perioral .[162]

A urticária é caracterizada pelo aparecimento de elevações cutâneas pruriginosas, eritematosas, que branqueiam com a pressão, indicando a presença de vasos sanguíneos dilatados e edema[159] . A urticária, tanto local como generalizada, foi descrita com envenenamento agudo por fluoreto de sódio por **Lidbeck, Hill e Beeman** . Em 1959, **Waldbott** descreveu seis casos de urticária devido a água fluoretada .[163]

Susheela AK , 2003 afirmou que o flúor provoca erupções cutâneas muito dolorosas devido a inflamação peri-vascular, especialmente em mulheres e crianças. Aparecem na pele manchas redondas ou ovais de cor vermelha rosada ou vermelha azulada, que desaparecem e desaparecem em 7-10 dias. Sabe-se que são recorrentes e são observadas com mais frequência nas pessoas que vivem na vizinhança de indústrias poluidoras de flúor .[2]

A dermatite de contacto é um termo utilizado para descrever qualquer erupção cutânea resultante do contacto de uma substância com a pele e como sinónimo de dermatite alérgica de contacto. A dermatite de contacto alérgica é o resultado do contacto de uma substância com a pele que sofreu uma alteração específica adquirida na sua reatividade. Esta reatividade alterada é o resultado de uma exposição prévia da pele ao material que provoca a dermatite ou a uma substância quimicamente próxima. O teste de adesivo, através do qual a substância suspeita é aplicada na pele sob um penso oclusivo durante um a dois dias e o local do teste é observado após a sua remoção, continua a ser o único teste prático para demonstrar a dermatite de contacto[164] . Em 1948, **Abelson** relatou uma dermatite de contacto típica com lesões pruriginosas vesiculo-papulares na mão de um dentista, que ocorreu imediatamente após a aplicação de uma solução a 2% de fluoreto de sódio nos dentes de um doente[165] . **Waldbott** relata ter observado repetidamente o mesmo padrão de dermatite em dentistas, com confirmação por testes de contacto[166] . **Waldbott** também descreveu uma lesão pruriginosa eritematosa escamosa nas coxas de uma mulher com 20 anos de idade, que diminuiu depois de se mudar para uma área não fluoretada para observação. Após ter estado livre de sintomas, a dermatite recidivou no mesmo local com lesões papulosas e vesiculares e prurido intenso uma hora depois de receber uma dose de teste de 6,8 mg de fluoreto em 300 ml de água. Um teste placebo com 300 ml de água destilada não produziu qualquer efeito nocivo .[167]

Steven S. Fuchs afirmou que a interrupção da utilização de loções esteróides tópicas fortes ou de pastas de dentes com flúor ou pirofosfatos parece reduzir os sintomas da dermatite perioral.

A estomatite aftosa e as úlceras da boca têm sido descritas como não sendo invulgares em pessoas que utilizam pasta dentífrica com flúor e em crianças a quem foram aplicadas aplicações tópicas de flúor nos dentes[167] . **Douglas[168]** descreveu 133 casos de estomatite provocada por pasta dentífrica com flúor. Todas as lesões eram refractárias à terapia antibiótica e à medicação local. As lesões desapareceram com a mudança para uma pasta de dentes sem flúor. Em 32 pacientes, a estomatite foi reproduzida com a aplicação da pasta dentífrica com flúor, em alguns casos até seis vezes[168] . **Waldbott[167]** regista o caso da Sra. LCH, de 62 anos, que desenvolveu uma úlcera na boca três dias após ter iniciado a utilização de um dentífrico fluoretado. A eliminação do dentífrico fluoretado provocou o desaparecimento progressivo da afeção. A aplicação de uma solução salina com um cotonete por baixo da língua não produziu qualquer efeito negativo. Quando se aplicou uma solução aquosa de fluoreto de sódio a 1%, desenvolveu-se, em cinco minutos, uma lesão hiperémica edematosa e intensamente pruriginosa na área de teste, que se estendia a uma grande parte da mucosa oral. Um esfregaço do muco da zona revelou uma eosinofilia acentuada .[167]

Robert Brun 2004[169] apresentou um novo relatório sobre estomatite aftosa benigna recorrente e alergia ao flúor. Observou alergia à pasta de dentes com flúor sob a forma de ulcerações aftosas nos seus doentes. A substituição da pasta de dentes por um simples sabão curou rapidamente as ulcerações. Mas a reexposição provocava uma recaída das ulcerações.

Waldbott[170] também relatou o caso da Sra. WEA, com 62 anos de idade, que desenvolveu os sintomas alérgicos de rinite, sinusite alérgica e urticária poucas horas depois de utilizar água fluoretada com uma ingestão de 1 a 2 mg por dia. Após a injeção intradérmica de 0,1 mg de fluoreto de sódio, verificou-se um aspeto alérgico típico de eosinofilia da mucosa nasal e uma pápula alérgica. As injecções de controlo com soro de cavalo, solução salina e diluições aquosas mais fracas de fluoreto de sódio não tiveram qualquer efeito adverso. Zanfagna[171] relatou o caso de uma Sra. MET com 48 anos de idade que desenvolveu urticária generalizada aguda após ter bebido água fluoretada. Um outro ataque também foi atribuído à água fluoretada. Foi afirmado que a sensibilidade ao flúor foi confirmada por testes de provocação positivos.

Waldbott[167] viu uma diferença entre as reacções ao flúor devidas à ação tóxica do ião fluoreto e à sensibilidade alérgica. Salientou que o grau de lesão dos tecidos devido à ação tóxica do ião fluoreto dependia de numerosos factores, incluindo a dose do ião fluoreto, a duração do contacto com o tecido envolvido, o pH dos fluidos intracelulares e extracelulares e a presença de cálcio, magnésio e outros metais. Quando em contacto com fluidos num meio ácido, como o suco gástrico, os compostos de flúor tendem a induzir o ácido fluorídrico não dissociado, que tem uma ação corrosiva. As verdadeiras reacções alérgicas, por outro lado, podem resultar de doses relativamente insignificantes e de exposições curtas. A presença de sintomas alérgicos tais como urticária, rinite vasomotora, dermatite e eosinofilia, uma resposta rápida à adrenalina e, ocasionalmente, reacções positivas nos testes cutâneos e de contacto, apontam para alergia[167] . Como exemplo da diferença entre alergia ou hipersensibilidade a um fármaco e intolerância ao mesmo, as reacções à aspirina podem ser consideradas[172] . A intolerância à aspirina caracteriza-se por hemorragias no estômago, enquanto a alergia à aspirina provoca sintomas como urticária, asma, doença alérgica nasal e sinusal ou mesmo choque anafilático .[172]

Para estabelecer a existência de alergia ao flúor, os estudos comunitários que são propensos à falácia ecológica são insuficientes e são necessárias provas mais sólidas baseadas em estudos de indivíduos. Embora na discussão acima se faça referência a casos de alergia relacionados com comprimidos e pasta de dentes com flúor, foram incluídos casos (Sra. PO, Sra. HP, Sra. WEA, Sra. MET) em que a reação de alergia foi aos fluoretos utilizados na fluoretação dos abastecimentos de água comunitários .[173]

Embora **Waldbott** tenha constatado a possibilidade de ocorrência de reacções alérgicas ao flúor, não se considerou que este fosse o único mecanismo de ocorrência de reacções adversas ao flúor (7). Verificou-se que a intolerância ao flúor ocorria, por exemplo, através da formação de ácido fluorídrico corrosivo não associado quando os iões de flúor estavam em contacto com secreções gástricas ácidas.

Conclui-se, com base no exame supra, que as recentes revisões norte-americanas, australianas e neozelandesas 1-4 estavam seriamente incompletas na sua cobertura da literatura. Há alguns indivíduos em que a alergia ou hipersensibilidade ao flúor foi demonstrada por testes de provocação adequados. Este é considerado apenas um dos vários mecanismos pelos quais ocorrem reacções adversas ao flúor. Considera-se que a intolerância ao flúor pode também resultar da formação de ácido fluorídrico corrosivo ou da inibição de enzimas.

EFEITO NO SISTEMA ENDÓCRINO

O flúor foi definitivamente identificado como um desregulador endócrino num relatório de 2006 do Conselho Nacional de Investigação das Academias Nacionais dos EUA (NRC). Este relatório afirma: provas de vários tipos indicam que o flúor afecta a função ou resposta endócrina normal; os efeitos das alterações induzidas pelo flúor variam em grau e tipo em diferentes indivíduos. O flúor é, portanto, um desregulador endócrino no sentido lato de alterar a função ou a resposta endócrina normal, embora provavelmente não no sentido de imitar uma hormona normal. Os mecanismos de ação estão ainda por definir e parecem incluir mecanismos diretos e indirectos, por exemplo, estimulação ou inibição direta da secreção hormonal por interferência com a função de segundo mensageiro, estimulação ou inibição indireta da secreção hormonal por efeitos em aspectos como o equilíbrio do cálcio e a inibição de enzimas periféricas necessárias para a ativação da hormona normal.

O sistema endócrino é um conjunto de glândulas do corpo que segregam hormonas - sinais químicos que regulam a função de numerosas células e órgãos do corpo .[71]

Mau funcionamento da glândula tiroide

A glândula tiroide produz as hormonas triiodotironina (T3) e tiroxina (T4), que são necessárias a todas as células metabolicamente activas do corpo. Quando a tiroide produz demasiado ou pouco destas hormonas, surgem inúmeras consequências para a saúde.

Com base em provas que indicam que o flúor pode suprimir a atividade da tiroide, os médicos da Europa e da América do Sul prescreveram em tempos o flúor como medicamento para reduzir a função da glândula tiroide em doentes com hipertiroidismo (tiroide hiperactiva). A investigação clínica mostrou que a ingestão de flúor, em doses relativamente baixas, era eficaz na redução da função da tiroide nos doentes com hipertiroidismo. Surgiram, assim, preocupações quanto à possibilidade de o flúor contribuir para o hipotiroidismo (tiroide pouco ativa). Esta preocupação foi ainda alimentada por provas que demonstram que (1) o flúor pode exacerbar os efeitos antitiroideus da deficiência de iodo, (2) pode causar bócio em alguns indivíduos e (3) pode alterar os níveis de hormonas da tiroide de uma forma consistente com um supressor geral da tiroide.

O flúor pode interferir com o funcionamento normal da glândula tiroide[174] **. Susheela et al**[175] relataram um desarranjo do nível de hormonas da tiroide entre as crianças que viviam em zonas com fluorose

área endémica. No entanto, as provas epidemiológicas de uma associação entre o flúor e o bócio endémico são contraditórias. Embora tenha sido demonstrado que as áreas em que a água contém um nível invulgarmente elevado de fluoreto, ou em que a fluorose dentária é pronunciada, coincidem com a distribuição regional do bócio endémico, foi observada a ausência de bócio endémico em muitas áreas onde os níveis de fluoreto são igualmente elevados. Uma ingestão elevada de iodo pode compensar o efeito goitrogénico do flúor, o que pode explicar a ausência de bócio em algumas zonas com elevado teor de flúor.

A glândula tiroide, que regula a taxa metabólica do corpo, desempenha um papel extremamente importante na saúde humana. Uma vez que todas as células metabolicamente activas necessitam da hormona da tiroide para funcionar corretamente, a perturbação da tiroide pode ter uma vasta gama de efeitos em praticamente todos os sistemas do corpo. Os produtos químicos que interferem com a função da tiroide devem ser tratados com grande cautela. De acordo com o Conselho Nacional de Investigação dos EUA, e conforme discutido abaixo, existem provas substanciais de que a exposição ao flúor pode afetar a função tiroideia em alguns indivíduos .[71]

O flúor foi outrora receitado como medicamento antitiroideu

Quando se pensa em prescrição de flúor para fins medicinais, pensa-se geralmente em suplementos de flúor para reduzir as cáries dentárias. No entanto, o flúor também tem sido prescrito como medicamento para reduzir a atividade da glândula tiroide. Até à década de 1950, os médicos na Europa e na América do Sul prescreviam flúor para reduzir a função da tiroide em doentes com tiróides demasiado activas (hipertiroidismo). **(Merck Index 1968).** Os médicos escolheram o flúor como supressor da tiroide com base em descobertas que ligavam o flúor ao bócio e, como previsto, a terapia com flúor reduziu a atividade da tiroide nos doentes tratados. **(McClaren 1969; Galletti 1958; May 1937)**[17] 6. Além disso, de acordo com a investigação clínica, a dose de flúor capaz de reduzir a função tiroideia era notavelmente baixa - apenas 2 a 5 mg por dia durante vários meses. **(Galletti & Joyet 1958).** Esta dose está bem dentro do intervalo **(1,6 a 6,6 mg/dia)** do que se estima que os indivíduos que vivem em comunidades fluoretadas recebem atualmente de forma regular. **(DHHS 1991).**

Fluoreto e hipotiroidismo

Com base nos efeitos antitiroideus do flúor em pacientes hipertiroideus, surgiram preocupações sobre se as exposições atuais ao flúor poderiam estar contribuindo para o aumento da prevalência de tireoide hipoativa (hipotireoidismo clínico e/ou subclínico) nos Estados Unidos e em outras nações. A apoiar esta possibilidade estão vários estudos da China, Índia e Rússia que encontraram alterações nas hormonas da tiroide, incluindo T3 reduzido e TSH aumentado, em populações expostas a níveis elevados de fluoreto no local de trabalho ou na água. **(NRC 2006; Susheela 2005; Mikhailets 1996; Yao 1996; Bachinskii 1985;**

Yu 1985)71, 175,177,178,179,180.

No hipotiroidismo clínico, a glândula tiroide não consegue produzir quantidades suficientes das hormonas triiodotironina (T3) e tiroxina (T4). Estas hormonas são necessárias a todas as células metabolicamente activas, pelo que a sua presença reduzida pode produzir uma série de efeitos nocivos, incluindo fadiga, dores musculares/articulares, depressão, aumento de peso, distúrbios menstruais, diminuição da fertilidade, diminuição da memória e incapacidade de concentração. Quando os níveis de T3 e T4 começam a baixar, a hipófise reage aumentando a produção da "hormona estimulante da tiroide" (TSH), como forma de levar a tiroide a produzir mais T3 e T4.

No hipotiroidismo subclínico, o nível de TSH está elevado, mas as hormonas T3 e T4 ainda estão dentro dos valores normais. Embora o hipotiroidismo subclínico costumava ser considerado em grande parte inconsequente, é cada vez mais considerado um "distúrbio clinicamente importante". **(Gencer 2012)**[181] . Alguns estudos descobriram, por exemplo, que o hipotireoidismo subclínico em mulheres grávidas resulta em QI reduzido na prole, **(Klein 2001; Haddow 1999)**[182,183] , e um estudo recente no ***Journal of the American Medical Association*** descobriu que adultos com hipotireoidismo subclínico tinham uma taxa significativamente maior de doença cardíaca coronária. **(Rodondi 2010)** .[184]

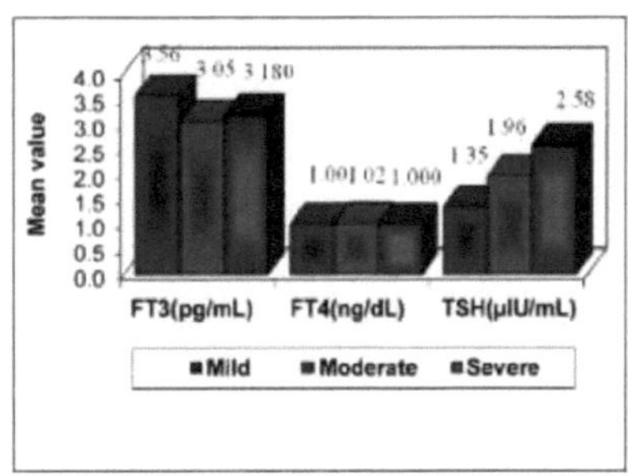

Níveis de hormonas da tiroide com base na gravidade da fluorose dentária **(Hosur 2012)[1] 85.**

Os estudos que investigaram o impacto do flúor nos níveis de hormonas da tiroide produziram resultados divergentes, mas são consistentes com o facto de o flúor ter um efeito antitiroideu em determinadas circunstâncias[71] . O efeito mais comum na tiroide associado à exposição ao flúor parece ser um aumento dos níveis de TSH, com ou sem um efeito correspondente na T3 ou T4[1] 75. Um dos estudos mais recentes, por exemplo, encontrou uma tendência para níveis mais elevados de TSH em crianças com base na gravidade da sua fluorose dentária, mas sem um efeito significativo em T3 ou T4. **(Hosur 2012, ver figura)[185]** . Estes e outros resultados indicam que o flúor pode contribuir para uma condição subclínica, se não clínica, de hipotiroidismo. No entanto, continua a ser difícil prever a dose tóxica, uma vez que esta parece depender, em parte, do estado nutricional e de saúde do indivíduo, particularmente da adequação da ingestão de iodo .[71]

O flúor agrava o impacto da deficiência de iodo

Um conjunto consistente de investigação animal e humana mostra que a exposição ao flúor piora o impacto de uma deficiência de iodo. (**Gas'kov 2005; Hong 2001; Wang 2001; Zhao 1998; Xu 1994; Lin 1991; Ren 1989; Guan 1988).** O iodo é o componente básico das hormonas T3 e T4, pelo que uma ingestão adequada de iodo é essencial para o bom funcionamento da glândula tiroide. Quando a ingestão de iodo é inadequada durante a infância, o cérebro da criança pode sofrer danos permanentes, incluindo atraso mental. (A deficiência de iodo é a principal causa de atraso mental em todo o mundo).

Na China, os investigadores descobriram repetidamente que uma deficiência de iodo associada à exposição ao flúor produz um efeito significativamente mais prejudicial no desenvolvimento neurológico do que a deficiência de iodo por si só. **(Hong 2001; Xu 1994; Lin 1991; Ren 1989).** Os estudos, que utilizam a inteligência infantil como a métrica para avaliar a saúde neurológica, descobriram que níveis de flúor tão baixos quanto 0,9 ppm podem piorar o efeito da deficiência de iodo no QI. **(Lin 1991).** Essa concentração está dentro da suposta faixa "ótima" de flúor que é adicionada à água em programas de fluoretação da água (0,7-1,2 ppm). Embora muitos estudos tenham encontrado uma associação entre flúor e QI reduzido entre crianças com ingestão adequada de iodo, **(Choi 2012),** uma deficiência de iodo irá diminuir o limiar em que o flúor danifica o cérebro. **(Xu 1994; Guan 1988)**. Uma deficiência de iodo também diminui o limiar para outras formas de toxicidade do flúor, incluindo a fluorose dentária. **(Zhao 1998; ver também Pontigo-Loyola 2008).**

Fluoreto e bócio

Estudos que remontam ao século XIX implicaram o flúor como uma possível causa do bócio. O bócio é um aumento da glândula tiroide que, em alguns casos, pode produzir um inchaço visível no pescoço. Embora a principal causa do bócio seja a deficiência de iodo, também pode ser causado por outras coisas, incluindo hipotiroidismo e goitrogénios (substâncias que causam bócio). Estudos que examinaram populações humanas com ingestão adequada de iodo relataram resultados mistos sobre a capacidade do flúor de produzir bócio. **(NRC 2006; Burgi 1984)**[71,186] . No entanto, a investigação tem sido mais consistente nos casos em que as populações examinadas tinham um consumo excessivo de iodo ou um consumo deficiente de iodo. **(Gas'kov 2005)**[187] . A maior parte desta última investigação, no entanto, foi inicialmente publicada em russo ou chinês e só recentemente foi traduzida para inglês pela Fluoride Action Network.

Assim, revisões anteriores da pesquisa sobre flúor/bócio **(por exemplo, NRC 2006)** não puderam levar esses estudos em consideração. Como tal, as provas que ligam o flúor ao bócio em populações com exposição excessiva ou deficiente ao iodo são mais fortes do que se reconhecia anteriormente.

Mau funcionamento das paratiróides:

A glândula paratiroide produz a hormona paratiroide (PTH). A PTH regula a quantidade de cálcio nos ossos e no sangue. Quando o nível de cálcio no sangue começa a descer, a PTH desencadeia a decomposição do tecido ósseo como forma de transferir o fornecimento de cálcio armazenado pelo organismo para o sangue. Quando a paratiroide produz PTH em excesso, desenvolve-se uma doença conhecida como hiperparatiroidismo. Verificou-se que o hiperparatiroidismo ocorre como um efeito secundário da fluorose esquelética, doença óssea induzida pelo flúor, e pode ajudar a explicar alguns dos efeitos ósseos encontrados na fluorose .[71]

Níveis elevados de harmona paratiroideia em pacientes com fluorose esquelética foram relatados por **Teotia et al**[188] e **Shrivastava et al**[189] . O mau funcionamento da glândula paratiroide pode ser devido à alteração do metabolismo do cálcio em pacientes com fluorose.

FLUORETO E HIPERPARATIROIDISMO SECUNDÁRIO

Nos seres humanos com fluorose esquelética, o flúor pode causar hiperparatiroidismo secundário ou causar danos ósseos semelhantes ao hiperparatiroidismo secundário. O hiperparatiroidismo secundário é uma doença em que as glândulas paratiróides produzem demasiada hormona paratiroide. Esta doença, que resulta normalmente de uma doença renal, é desencadeada quando os níveis de cálcio e fósforo no sangue são demasiado baixos. Para garantir um fornecimento suficiente de cálcio e fósforo no sangue, a hormona paratiroide (PTH) estimula as células ósseas (osteoclastos) a decompor o osso. O hiperparatiroidismo secundário é uma causa frequente de osteodistrofia renal .[190]

FLUORETO E HIPERPARATIROIDISMO SECUNDÁRIO:

Gupta SK, et al. (2012)[191] efectuou um estudo para descobrir o possível mecanismo subjacente a várias manifestações de fluorose, uma doença causada pela ingestão excessiva de fluoreto. Para o efeito, foi selecionada a cintura de fluoreto do distrito de Jaipur. Os parâmetros selecionados foram a hormona paratiroideia sérica, cujos níveis são diretamente afectados pela ingestão de fluoreto. Os níveis de seromucóide sérico, ácido ascórbico sérico e leucocitário, ácido siálico sérico (SSA) reflectem o metabolismo de substâncias do solo. O estudo foi realizado em duzentas crianças, selecionadas de quatro áreas (50 de cada área) que consumiam água contendo 2,4, 4,6, 5,6 e 13,6 mg/l de fluoreto. O fluoreto da água potável e o fluoreto do soro foram medidos pelo método do elétrodo seletivo de iões. A paratiroide sérica foi medida por RIA e todos os outros parâmetros foram medidos espectrofotometricamente. Os resultados revelaram um aumento dos níveis de fluoreto, hormona paratiroide e seromucóide no soro com o aumento das concentrações de fluoreto na água. O cálcio e o ácido ascórbico séricos encontravam-se dentro dos limites normais, mas o ácido ascórbico leucocitário estava diminuído. Foi também observada uma correlação positiva elevada entre a concentração de fluoreto na água potável e a hormona paratiroide sérica (r=0,967), e entre a hormona paratiroide sérica e a concentração de seromucóide sérica (r=0,935). Os resultados indicam que o hiperparatiroidismo secundário devido ao stress hipocalcémico causado pela ingestão excessiva de fluoreto perturba o metabolismo normal da substância fundamental nos tecidos calcificados do corpo, o que se reflecte em níveis alterados dos componentes da substância fundamental no soro.

Koroglu BK, et al. (2011)[192] realizaram um estudo para observar os níveis séricos da hormona paratiroide na fluorose endémica crónica. O flúor é um elemento cumulativo que aumenta o turnover metabólico do osso e também afecta a homeostase do metabolismo mineral ósseo. Existem várias semelhanças entre os efeitos do excesso de hormona paratiroideia (PTH) e da fluorose no osso. Assim, o flúor pode mostrar o seu efeito através da PTH. O nosso objetivo foi determinar os níveis de PTH em doentes com fluorose endémica para estimar os possíveis efeitos tóxicos da ingestão crónica de fluoreto. Foram incluídos neste estudo 56 doentes com fluorose endémica e 28 controlos saudáveis com idade, sexo e índice de massa corporal equivalentes. A fluorose endémica foi diagnosticada de acordo com os critérios de diagnóstico clínico de Wang. Os níveis de fluoreto na urina dos doentes com fluorose foram significativamente mais elevados do que os dos indivíduos do grupo de controlo, como esperado (1,9 ± 0,1 vs. 0,4 ± 0,1 mg/L, respetivamente; P < 0,001).

Os níveis de PTH no grupo com fluorose foram significativamente mais elevados do que no grupo de controlo (65,09 ± 32,91 versus 47,40 ± 20,37, respetivamente; P = 0,01). Os resultados do nosso estudo demonstram que os níveis séricos de PTH estão aumentados em pacientes com fluorose endémica. O flúor, por interferir no equilíbrio do cálcio, pode ser a causa do hiperparatiroidismo secundário.

Gupta SK, et al. (2001)[193] efectuaram um estudo transversal para avaliar o efeito da ingestão variável de água potável com elevado teor de fluoretos e o seu efeito na hormona paratiroide sérica. Foram selecionadas 200 crianças de quatro áreas (50 de cada área) que consumiam água com 2,4, 4,6, 5,6 e 13,5 mg/l de fluoreto. Todas as crianças estavam numa faixa etária de 6 a 12 anos. Todas as crianças foram classificadas quanto à fluorose clínica, radiológica e dentária e foram efectuadas estimativas bioquímicas do cálcio sérico, do fluoreto sérico e urinário e da hormona paratiroide sérica. Os níveis séricos de cálcio encontravam-se dentro dos limites normais nos doentes de todas as áreas, mas foi observado um aumento dos níveis séricos de paratiroide (PTH). O aumento da PTH foi bem correlacionado com o aumento da ingestão de fluoreto. Observou-se que a gravidade da fluorose clínica e esquelética aumentava com o aumento da concentração de PTH. O estudo concluiu que a ingestão elevada de fluoreto tem uma relação definitiva com o aumento da secreção da hormona paratiroide, que pode ser responsável pela manutenção dos níveis séricos de cálcio e pode ter um papel nas manifestações tóxicas da fluorose.

Chachra D, et al. (1999)[194] afirmou que o efeito do flúor nos osteoclastos é menos bem compreendido do que o seu efeito nos osteoblastos, e é complicado por um possível efeito do hiperparatiroidismo secundário induzido pelo flúor.

Teotia M, Teotia SP, Singh KP. (1998)[55] afirmaram que os efeitos tóxicos do flúor eram mais graves e mais complexos e que a incidência de doenças ósseas metabólicas (raquitismo, osteoporose, doenças ósseas causadas pela hormona paratiroide) e deformidades ósseas das pernas era maior (>90%) em crianças com deficiência de cálcio do que em crianças com cálcio adequado que apresentavam, em grande parte, a forma osteosclerótica de fluorose esquelética.

Lundy MW, et al. (1995)[195] afirmaram que, no osso tratado com flúor, os osteoclastos reabsorviam o osso por baixo das costuras osteóides e os fragmentos de osteoide eram isolados na medula óssea. Este tipo de reabsorção por baixo da matriz óssea não mineralizada é frequentemente observado na osteomalácia, nomeadamente a causada por anomalias renais e pelo hiperparatiroidismo secundário associado.

Fisher RL, et al. (1989)[196] afirmaram que outras doenças que simulam caraterísticas radiográficas de fluorose são a doença de Paget, distúrbios da hormona paratiroide, osteopetrose, insuficiência renal crónica, mielofibrose, osteomalácia hipofosfatémica e metástases blásticas difusas.

Ream LJ. (1983)[197] afirmou que a inibição da função de reabsorção, juntamente com a diminuição do nível de equilíbrio entre o cálcio ósseo e o cálcio sérico após a incorporação de flúor, conduziria a uma queda do cálcio sérico e a um aumento compensatório da secreção da hormona paratiroide. Este aumento da hormona paratiroide sérica estimularia a diferenciação das células progenitoras em osteoblastos e osteoclastos.

O mecanismo que leva à hiperfunção das glândulas paratiróides na fluorose esquelética não é claro. Estudos realizados em coelhos em crescimento sugeriram que o flúor, provavelmente ao produzir uma fluorapatite mais estável, reduziu a reabsorção do osso que contém flúor com um aumento resultante na reabsorção do osso normal que não contém flúor e que a hiperfunção das paratiróides é, por conseguinte, um mecanismo compensatório que, provavelmente, se desenvolve para manter o cálcio plasmático e para superar os efeitos físicos dos cristais de fluoroapatite mais estáveis e menos reactivos. **Jowsey et al (1972)** argumentam que o hiperparatiroidismo secundário observado na fluorose se deve ao facto de o flúor estimular diretamente a atividade osteoblástica e de a ingestão de cálcio ser insuficiente para mineralizar o novo tecido ósseo em rápida formação. Citam como prova disso o relato de uma diminuição da incidência de fluorose endémica reconhecida radiologicamente em áreas com um elevado teor de cálcio na água potável. Mais significativamente, **Jowsey e os seus colaboradores (1972)** descobriram que, combinando suplementos de vitamina D e cálcio com flúor, conseguiam estimular o crescimento ósseo em doentes osteoporóticos sem produzir um aumento concomitante da reabsorção óssea .[190]

Faccini JM, Teotia SPS. (1974)[198] observou que o aumento da produção de (hormona paratiroideia) é fortemente sugerido pelo aumento acentuado do número de superfícies de reabsorção trabecular e pelo padrão de reabsorção em túnel observado.

Glândula pineal:

Glândula pineal - uma pequena glândula localizada entre os dois hemisférios do cérebro que regula a produção da hormona melatonina. A melatonina é uma hormona que ajuda a regular o início da puberdade e ajuda a proteger o corpo dos danos celulares causados pelos radicais livres. **Jennifer Luke**[199] declarou: "*A glândula pineal humana contém a maior concentração de flúor do corpo. O flúor está associado a uma síntese deprimida de melatonina na pineal de gerbos pré-púberes e a um início acelerado da maturação sexual na fêmea do gerbo. Os resultados reforçam a hipótese de que a pineal tem um papel na altura do início da puberdade. A questão de saber se o flúor interfere ou não com a função pineal nos seres humanos requer mais investigação.*"

LUKE J (1997)[199] efectuou um estudo experimental para descobrir se o flúor (F) se acumula na glândula pineal humana envelhecida. Os objectivos eram determinar (a) as concentrações de F- na glândula pineal (húmida), no músculo correspondente (húmido) e no osso (cinza); (b) a concentração de cálcio na pineal. A glândula pineal, o músculo e o osso foram dissecados de 11 cadáveres idosos e testados para F utilizando o método de difusão facilitada por HMDS, elétrodo específico para iões F. O cálcio pineal foi determinado por espetroscopia de absorção atómica. A pineal e o músculo continham 297±257 e 0,5±0,4 mg de F/kg de peso húmido, respetivamente; o osso continha 2.037±1.095 mg de F/kg de peso de cinzas. A pineal continha 16.000±11.070 mg Ca/kg de peso húmido. Verificou-se uma correlação positiva entre o F da pineal e o Ca da pineal ($r = 0,73$, $p<0,02$), mas não houve correlação entre o F da pineal e o F do osso. Na velhice, a glândula pineal já acumulou facilmente F e a sua relação F/Ca é superior à do osso.

A glândula pineal é um pequeno órgão situado perto do centro do cérebro. Está intimamente relacionada com o terceiro ventrículo. É composta por pinealócitos e células neurogliais entre as quais se ramifica uma rica rede de capilares e fibras nervosas pós-ganglionares. A glândula pineal é um

tecido mineralizante. As suas concreções calcificadas variam de alguns micrómetros a vários milímetros de diâmetro. As maiores são identificáveis nas radiografias do crânio, na tomografia computorizada craniana e na ressonância magnética. As concreções são compostas por hidroxiapatite (HA) **[Angervall et al., 1958; Earle, 1965; Mabie e Wallace, 1974; Galliani et al., 1990; Bocchi e Valdre, 1993]** cuja composição química, morfologia e dimensões das células unitárias são semelhantes às da HA do osso e dos dentes **[Mabie e Wallace, 1974; Bocchi e Valdre, 1993]**. A pineal (calcificada e não calcificada) tem um elevado teor de oligoelementos (zinco, ferro, manganês, magnésio, estrôncio e cobre) em humanos **[Krstic, 1976; Michotte et al., 1977]** e em ratos **[Humbert e Pévet, 1991, 1996]**. **Michotte et al. [1977]** sugeriram que, no interior da pineal, existem zonas fortemente carregadas de cálcio e que atraem oligoelementos, embora estas zonas ricas em cálcio não sejam ainda identificáveis como concreções. O cálcio está distribuído por todos os pinealócitos: nas mitocôndrias, no aparelho de Golgi, no citoplasma e no núcleo **[Krstic, 1976, 1995; Welsh, 1984; Pizarro et al., 1989, Lewczuk etal.,1994]**.

O flúor não se acumula no cérebro. De todos os tecidos, o cérebro tem a menor concentração de fluoreto **[Jenkins, 1991; Whitford, 1996; Ekstrand, 1996]**. É geralmente aceite que a barreira hemato-encefálica restringe a passagem de fluoreto para o sistema nervoso central. A glândula pineal humana encontra-se fora da barreira hemato-encefálica **[Arendt, 1995]**. É uma das poucas regiões únicas do cérebro (todas as estruturas da linha média que confinam com o terceiro e quarto ventrículos) onde a barreira hemato-encefálica é fraca. As células destas regiões necessitam de um contacto direto e desimpedido com o sangue **[Rapoport, 1976]**. Por conseguinte, os pinealócitos têm livre acesso ao flúor presente na corrente sanguínea. Este facto, associado à presença de HA, sugere que a glândula pineal pode sequestrar fluoreto da corrente sanguínea.

PANCREAS

O pâncreas é a glândula que produz insulina, uma hormona que regula a absorção de glucose da corrente sanguínea. Estudos em animais e em seres humanos descobriram repetidamente que a exposição ao flúor pode aumentar os níveis de glucose no sangue. A elevação crónica dos níveis de glicose no sangue é a caraterística principal da diabetes tipo II. Embora o mecanismo subjacente ao efeito do flúor nos níveis de glucose ainda não tenha sido determinado, algumas investigações sugerem que pode ser o resultado do impacto do flúor na quantidade de insulina produzida, ou na capacidade de resposta celular à mesma .[71]

DIABETES

A diabetes mellitus é uma doença potencialmente fatal, em que o corpo não consegue regular corretamente os níveis de açúcar no sangue. Só nos EUA, a diabetes mellitus afecta cerca de 26 milhões de pessoas, das quais 7 milhões não são diagnosticadas e, por conseguinte, não são tratadas.

Foi demonstrado que o flúor aumenta os níveis de glucose no sangue e prejudica a tolerância à glucose, provavelmente através da inibição da produção ou secreção de insulina. Verificou-se que a tolerância à glicose prejudicada, frequentemente um precursor da diabetes tipo 2, ocorre em seres humanos com consumos de fluoreto de apenas 0,07-0,4 mg/kg/dia - uma dose que pode ser alcançada em áreas com água fluoretada "otimamente". A ingestão atual de flúor pode, portanto, contribuir ou agravar alguns tipos de diabetes. De acordo com o **National Research Council (2006),** "qualquer papel da exposição ao flúor no desenvolvimento do metabolismo deficiente da glucose ou da diabetes é potencialmente significativo".

Os diabéticos também bebem geralmente mais água do que os não diabéticos e, por isso, podem consumir substancialmente mais flúor da água e de outras bebidas numa base diária. Os diabéticos são, por conseguinte, considerados uma "subpopulação sensível" no que respeita à exposição ao flúor e podem sofrer desproporcionadamente os efeitos adversos do flúor .[71]

Aumento da glucose no sangue

À medida que os hidratos de carbono são consumidos e digeridos, os níveis de glicose no sangue aumentam. Se o organismo não for capaz de regular a quantidade de glicose no sangue, como acontece na diabetes mellitus, o aumento crónico do açúcar no sangue (hiperglicemia) pode levar a complicações graves. Estas podem incluir danos nos rins, no cérebro e no sistema nervoso, no sistema cardiovascular, na retina, nas pernas e nos pés, etc. Estudos realizados em humanos e animais revelaram que o consumo excessivo de flúor leva a um aumento dos níveis séricos de flúor, com um aumento concomitante dos níveis séricos de glucose . [71]http://www.fluoridealert.org/studies/diabetes01/

Inibição da intolerância à insulina e à glicose

A insulina é uma hormona produzida pelo pâncreas que é responsável pela manutenção de níveis adequados de glucose no sangue. A insulina permite que as células do organismo absorvam a glicose do sangue e a utilizem como fonte de energia ou a armazenem como glicogénio. Nos diabéticos, os níveis de glicose no sangue não são regulados corretamente, quer porque o pâncreas não produz quantidades adequadas de insulina (diabetes mellitus tipo 1), quer porque as células do corpo se tornam menos sensíveis à insulina produzida ("resistência à insulina", diabetes mellitus tipo 2).

A intolerância à glucose (ou tolerância à glucose diminuída) refere-se à incapacidade do organismo para eliminar corretamente a glucose da corrente sanguínea. Diz-se que uma pessoa tem tolerância à glucose diminuída quando um teste de tolerância à glucose de duas horas mostra níveis de glucose no sangue que são elevados, mas inferiores aos que qualificam para diabetes mellitus tipo 2. O principal mecanismo responsável pelas deficiências induzidas pelo flúor na tolerância à glucose parece envolver a inibição da secreção de insulina pelas células pancreáticas. Estudos em animais e humanos revelaram uma inibição transitória da secreção de insulina após a ingestão de flúor, resultando em hiperglicemia (aumento do açúcar no sangue). O flúor pode também levar a um aumento da resistência à insulina ou a uma diminuição da sensibilidade à insulina, contribuindo assim para a intolerância à glucose .[71]

Os diabéticos como uma "subpopulação sensível"

Em resposta ao açúcar elevado no sangue e ao aumento da frequência de micção, os diabéticos (especialmente aqueles com diabetes não tratada ou mal controlada) bebem significativamente mais água do que os não diabéticos, e podem consumir mais flúor diariamente a partir da água e de outras bebidas. Para além disso, a investigação descobriu que os diabéticos têm uma capacidade reduzida de eliminar o flúor do organismo **(Hanhijarvi 1975),** o que pode ser resultado dos danos nos rins (nefropatia) que podem acompanhar a diabetes. Conforme observado numa revisão, "indivíduos com diabetes nefropática podem apresentar uma síndrome de polidipsia-poliureia que resulta no aumento da ingestão de flúor, juntamente com uma retenção maior do que o normal de uma determinada dosagem de flúor". **(Marier 1977).**

O aumento da exposição e retenção de flúor coloca os diabéticos em risco acrescido de toxicidade relacionada com o flúor. Em animais com diabetes tipo 1, por exemplo, verificou-se que o flúor aumenta as contracções vasculares **(Hattori et al, 2000),** contribuindo possivelmente para um risco já elevado de doença cardiovascular nos diabéticos .[71]

Diabetes Insipidus

Tal como acontece com a diabetes mellitus, as pessoas com diabetes insípida não controlada bebem quantidades excessivas de água. Os investigadores observaram fluorose dentária moderada e grave em pessoas com diabetes insípida hereditária - um resultado da ingestão de água fluoretada "óptima" (1 ppm) durante o desenvolvimento dos dentes. Até à data, não foram efectuados estudos para determinar se os diabéticos têm um risco elevado de fluorose dentária .[71]

FLUORETO E TOLERÂNCIA À GLUCOSE DIMINUÍDA

A regulação correta dos níveis de glicose no sangue é essencial para uma boa saúde. Quando a capacidade do organismo para regular os níveis de glicose no sangue falha, como acontece na diabetes mellitus, os níveis crónicos elevados de glicose (hiperglicemia) podem levar a complicações graves. Estas consequências incluem lesões nos rins, no sistema nervoso, no sistema cardiovascular, na retina, nas pernas e nos pés, etc. .[200]

Tal como documentado pela investigação citada abaixo, os estudos efectuados em seres humanos e animais concluíram que a ingestão excessiva de flúor produz um aumento dos níveis de glicose no sangue. Em 2006, o **Conselho Nacional de Investigação** resumiu a literatura disponível da seguinte forma:

"A conclusão dos estudos disponíveis é que **a exposição suficiente ao flúor parece provocar aumentos da glucose no sangue ou tolerância à glucose diminuída em alguns indivíduos e aumentar a gravidade de alguns tipos de diabetes.** Em geral, a diminuição do metabolismo da glucose parece estar associada a concentrações de fluoreto no soro ou no plasma de cerca de 0,1 mg/L ou mais, tanto em animais como em seres humanos **(Rigalli et al. 1990, 1995; Trivedi et al. 1993; de al Sota et al. 1997).** Para além disso, os indivíduos diabéticos têm frequentemente um consumo de água superior ao normal e, consequentemente, terão um consumo de fluoreto superior ao normal para uma dada concentração de fluoreto na água potável. Estima-se que 16-20 milhões de pessoas nos Estados Unidos tenham diabetes mellitus **(Brownlee et al. 2002; Buse et al. 2002; American Diabetes Association 2004; Capítulo 2);** portanto, qualquer papel da exposição ao flúor no desenvolvimento de metabolismo de glicose prejudicado ou diabetes é potencialmente significativo." **(NRC 2006)[71]**

Desde a revisão do NRC em 2006, foram publicados outros estudos que confirmam a relação entre a exposição ao flúor e o aumento da glucose no sangue. Essa pesquisa inclui um estudo da China (publicado em 2000, mas não traduzido para o inglês até 2012), que encontrou altas taxas de intolerância à glicose e diabetes entre indivíduos que vivem em uma área com alto teor de flúor (8 ppm). **(Xie 2000)** A pesquisa também inclui estudos publicados antes de 2006 que o NRC não considerou em sua revisão. **(por exemplo, Shahed 1986; Renke 1987).**

Embora o mecanismo pelo qual o flúor aumenta os níveis de glicose no sangue ainda não seja totalmente compreendido, pode resultar, em parte, do efeito do flúor no manuseamento da insulina pelo organismo. A insulina é uma hormona produzida pelo pâncreas que faz com que as células absorvam a glucose que circula na corrente sanguínea. Quando o corpo não produz insulina suficiente, ou quando as células se tornam insensíveis à insulina que é produzida, a capacidade do corpo para eliminar a glucose do sangue fica comprometida. Como documentado aqui, estudos descobriram que o flúor pode afetar tanto a produção como a sensibilidade à insulina .[200]

MECANISMOS SUBJACENTES À HIPERGLICEMIA INDUZIDA POR FLUORETO

Whitford GM, et al. (1987)[201] afirmaram que o mecanismo subjacente à hiperglicemia [induzida por fluoreto] poderia incluir qualquer um ou todos os seguintes factores: (a) um aumento do AMPc celular seguido de um aumento da glicogenólise em animais alimentados ou, em animais em jejum, da gluconeogénese; (b) um aumento dos níveis plasmáticos de epinefrina; (c) um aumento das concentrações plasmáticas de glucocorticóides; e/ou (d) uma diminuição dos níveis plasmáticos de insulina. É necessária investigação adicional para determinar qual destes possíveis mecanismos é responsável pela indução das alterações bioquímicas observadas.

ESTUDOS HUMANOS:

Xie YP, et al. (2000)[202] efectuaram um estudo clínico para avaliar o efeito do elevado teor de fluoreto na função das células b dos ilhéus pancreáticos. A concentração de glicose no sangue em jejum e o valor de pico após a administração oral de glicose no grupo exposto [uma área de fluorose endémica com 8 ppm F] foram superiores aos do grupo de controlo [uma área com baixo teor de fluoreto com <1 ppm F]. O valor máximo foi encontrado 120 minutos após a administração oral de glucose, 60 minutos mais tarde do que o valor máximo do grupo de controlo. As taxas detectáveis de diabetes e IGT [Tolerância à Glicose Insuficiente] no grupo exposto foram de 11,29% e 20,97%, enquanto as taxas no grupo de controlo foram ambas de 0. As taxas detectáveis entre os doentes com doença óssea grave causada pelo flúor foram de 22,58% e 35,48%, significativamente mais elevadas do que as das pessoas sem a doença (0, 6,5%).

Trivedi N, et al. (1993)[203] realizaram um estudo e concluíram que 40% dos doentes jovens com fluorose endémica apresentavam IGT [tolerância à glicose diminuída], com IRI sérico elevado e rácios baixos de G : I em jejum. Os níveis de fluoreto no soro correlacionaram-se positivamente com a área sob a curva da glucose nestes doentes.

Rigalli A, et al. (1990)[204] relataram que o aumento transitório de fluoreto após uma dose oral produziu uma inibição transitória da secreção de insulina com hiperglicemia como consequência. O fenómeno também foi observado em seres humanos.

FLUORETO E INSULINA

A insulina é uma hormona produzida pelo pâncreas que é responsável pela manutenção de níveis adequados de glucose no sangue. A insulina permite que as células do organismo absorvam a glicose do sangue e a utilizem como fonte de energia ou a armazenem como glicogénio. Nos diabéticos, os níveis de glicose no sangue não são regulados corretamente, quer porque o pâncreas não produz quantidades adequadas de insulina (diabetes mellitus tipo 1), quer porque as células do corpo se tornam menos sensíveis à insulina produzida ("resistência à insulina", diabetes mellitus tipo 2). Estudos em animais e humanos revelaram uma inibição transitória da secreção de insulina após a ingestão de fluoreto, resultando em hiperglicemia (aumento do açúcar no sangue). O flúor pode também levar a um aumento da resistência à insulina ou a uma diminuição da sensibilidade à insulina, contribuindo assim para a intolerância à glucose.

ESTUDOS QUE CONCLUEM QUE O FLÚOR INIBE A SECREÇÃO DE INSULINA

Garcia-Montalvo EA, et al. (2009)[205] afirmaram que, quando as células foram expostas a F- e desafiadas com a concentração estimulante de glucose, a 1,35 e 2,26 mM de F-, a secreção de insulina diminuiu cerca de 20% em comparação com o grupo de controlo.

Menoyo I, et al. (2008)[206] afirmaram que o fluoreto de sódio 5-20 umol/L no espaço extracelular inibiu a secreção de insulina por ilhéus de Langerhans isolados estimulados com glucose.

Xie YP, et al. (2000)[207] realizaram um estudo clínico para avaliar o efeito do elevado teor de flúor na função das células b das ilhotas pancreáticas e verificaram que a insulina no sangue e o péptido C no grupo exposto eram inferiores aos do grupo de controlo.

Rigalli A, et al. (1995)[208] afirma que a secreção de insulina basal e estimulada pela glicose de ilhotas isoladas de rato de Langerhans (incubadas com soluções contendo 2, 5, 10 e 20 umol/l de NaF) foi significativamente inibida por 5 a 20 umol/l de fluoreto".

ESTUDOS QUE CONCLUEM QUE O FLÚOR AUMENTA A RESISTÊNCIA À INSULINA E/OU DIMINUI A SENSIBILIDADE À INSULINA

Chiba FY, et al. (2012)[209] concluíram que o tratamento crónico com NaF promoveu uma diminuição da sensibilidade à insulina.

Lupo M, Buzalaf MAR. (2011)[210] realizaram um estudo para avaliar o efeito da água fluoretada nos níveis plasmáticos de insulina e na homeostase da glicose em ratos com deficiência renal e concluíram que o consumo de água fluoretada de abastecimento não afectou os níveis plasmáticos de glicose, mesmo nos casos de animais com doença renal. No entanto, foi demonstrada uma resistência à ação da insulina. O consumo de água com níveis seguros de flúor, utilizada na prevenção da cárie dentária, poderia reduzir as reservas de insulina. Este efeito a longo prazo deve ser estudado tanto em animais experimentais como em seres humanos.

Menoyo I, et al. (2005)[211] efectuaram um estudo para avaliar o efeito do flúor na secreção de insulina no rato. A concentração de glucose que produziu 50% da resposta à insulina foi significativamente mais elevada nos ratos tratados com NaF (6,3+0,2 g/L) em comparação com o grupo de controlo (4,3+0,4 g/L), P<0,05. Estes resultados indicam que os ratos tratados com F apresentam uma sensibilidade significativamente reduzida ao estímulo da glucose.

Banu Priya CAY et al (1997)[212] efectuaram um estudo experimental em ratos diabéticos para avaliar a toxicidade do flúor. Os ratos Wistar receberam 20 ppm de fluoreto na água potável, ou administração única de 115 mg/kg de aloxano i.m. para induzir diabetes, ou administração única de 115 mg/kg de aloxano i.m. seguida de 20 ppm de fluoreto durante 31 dias. O nível de açúcar no sangue aumentou nos ratos que receberam aloxano e aloxano + fluoreto. O ganho de peso corporal nos ratos que receberam aloxano + fluoreto diminuiu significativamente em comparação com os outros grupos. A diminuição da hemoglobina e da transaminase glutâmica de oxaloacetato (GOT) foi observada apenas nos ratos que receberam aloxano + fluoreto. Neste grupo, a fosfatase alcalina, a enzima alvo na toxicose por fluoreto, aumentou consideravelmente. A toxicidade do flúor nos ratos diabéticos reflectiu-se ainda nos dados relativos ao peso dos órgãos. Esta investigação mostra que a toxicidade do flúor é maior nos ratos diabéticos.

Função renal e fluorose

Os doentes com função renal diminuída parecem ser uma possibilidade razoável. Nestes doentes, o flúor pode ser retido, resultando em níveis de flúor nos tecidos mais elevados do que em pessoas com função renal normal, especialmente em doentes com insuficiência renal, que vivem em zonas do mundo onde o teor de flúor na água disponível é maior .[213]

O flúor parece ser facilmente filtrado pelo rim, mas não é facilmente segregado pelos túbulos renais. Embora os mesmos mecanismos de transporte sejam utilizados por estes iões, a reabsorção de fluoreto é muito menos eficaz do que a de cloreto, fosfato ou sódio. O resultado é uma depuração eficiente do fluoreto que excede muitas vezes a depuração do cloreto e de outros halogenetos. Foi indicado que a rápida excreção urinária é um meio importante pelo qual o organismo evita a acumulação de fluoreto a níveis tóxicos. O flúor, quando administrado isoladamente em quantidades suficientes, pode causar a excreção de grandes volumes de urina diluída e o aumento da sede. Em pessoas com função renal normal, a frequência da fluorose sistémica deve ser insignificante, a menos que o teor de fluoreto da água seja elevado.

Recentemente, **Shrivastava P**[214] comunicou alterações da função renal [creatinina sérica elevada (>2 mg) e ureia no sangue >20 mg] em 40% das crianças que vivem na zona endémica de Jabalpur.

Lantz O,et al 1987[215] afirmou que a toxicidade renal do fluoreto em seres humanos é difícil de avaliar na literatura. Embora os estudos experimentais e a investigação sobre a toxicidade do metoxiflurano tenham revelado danos renais evidentes, as observações de insuficiência renal relacionadas com a exposição crónica ao flúor são escassas. Os autores relataram um caso de intoxicação por flúor relacionado com a potomania da água de Vichy, uma água altamente mineralizada contendo 8,5 mg/L de flúor.

As caraterísticas da osteosclerose por flúor eram proeminentes e a insuficiência renal em fase terminal estava presente. A idade jovem do paciente, a longa duração da ingestão elevada de flúor e a ausência de outra causa de insuficiência renal sugerem uma relação causal entre a intoxicação por flúor e a insuficiência renal.

O FLUORETO COMO CAUSA DE DOENÇA RENAL NOS SERES HUMANOS

Uma vez que o rim está exposto a concentrações mais elevadas de flúor do que todos os outros tecidos moles (com exceção da glândula pineal), existe a preocupação de que a exposição excessiva ao flúor possa contribuir para a doença renal - iniciando assim um "ciclo vicioso" em que os rins danificados aumentam a acumulação de flúor, causando, por sua vez, mais danos nos rins, ossos e outros órgãos. Esta possibilidade é apoiada por uma longa linha de investigação em animais, bem como por dois tipos de estudos em humanos: (1) estudos da função renal em indivíduos com fluorose esquelética e/ou exposição elevada ao flúor, e (2) estudos sobre os efeitos de picos temporários elevados de exposição ao flúor após anestesia com químicos fluorados .[216]

EFEITOS RENAIS EM PESSOAS COM FLUOROSE ESQUELÉTICA OU EXPOSIÇÃO ELEVADA AO FLÚOR:

Chandrajith R, et al. (2011)[217] afirmam que a ingestão de fluoreto inorgânico pode causar um efeito nefrotóxico considerável nas células tubulares proximais humanas, mas esta toxicidade depende fortemente das actividades de Na+ e Ca2+.

Liu JL et al 2005[218] efectuaram um estudo para explorar a relação dose-efeito dos níveis de fluoreto da água e os danos renais em crianças e observar a diferença da função renal entre pessoas com níveis elevados de fluoreto e pessoas com fluorose dentária na mesma região de nível de fluoreto da água. 210 crianças foram divididas em sete grupos em função dos níveis de fluoreto na água potável e da existência ou não de fluorose dentária. Foram determinadas as concentrações de fluoreto na urina e no soro e as actividades de NAG e gama-GT na urina. O flúor na urina e no soro das pessoas com elevado teor de flúor e com fluorose dentária aumentou em comparação com o controlo; além disso, o teor de flúor na urina e no soro aumentou gradualmente com o aumento do nível de flúor na água potável. As actividades de NAG e gama-GT na urina aumentaram significativamente nas pessoas com fluorose dentária de uma área com 2,58 mg/L de fluoreto na água potável e nesses dois grupos de uma área com 4,51 mg/L de fluoreto na água potável. Além disso, existia uma relação dose-efeito óbvia entre a concentração de fluoreto da água potável e a atividade de NAG e gama-GT. O estudo concluiu que mais de 2,0 mg/L de fluoreto na água potável poderia causar danos renais em crianças, e o grau de dano aumentou com o teor de fluoreto na água potável. O grau de lesão renal não estava relacionado com o facto de as crianças sofrerem de fluorose dentária e devia-se principalmente à concentração de fluoreto na água.

Ando M, et al. (2001)[219] afirmaram que a função renal, especialmente a taxa de filtração glomerular, era muito sensível à exposição ao flúor. As concentrações de fosfato inorgânico na urina eram significativamente mais baixas nos residentes das zonas com fluorose na China do que nas zonas sem fluorose na China e no Japão. Os resultados mostraram que a exposição ao excesso de fluoreto causou fluorose dentária/esquelética e reduziu a taxa de filtração glomerular nos residentes que vivem em zonas de fluorose.

Reggabi M, et al. (1984)[220] afirmaram que havia danos renais (1) na função tubular distal e proximal, (2) na filtração glomerular, ocorridos em pessoas com 40 a 60 anos de idade residentes em El Quel, uma área de fluorose endémica no sul da Argélia, em comparação com pessoas normais de Argel. As perturbações funcionais renais foram proporcionais ao grau de acumulação de fluoreto que aumenta em relação: a) ao nível de fluoreto na água potável, b) ao nível de fluoreto nas unhas e c) ao grau radiológico (O I II III) de fluorose.

Jolly SS, et al. (1980)[221] realizaram um estudo no qual foram efectuados exames de urina completos, incluindo ureia, creatinina e depuração de fluoreto, em 25 casos de fluorose endémica... Em 10 indivíduos saudáveis não fluoróticos foram medidos simultaneamente os níveis de ureia, creatinina e fluoreto como controlo. Foram obtidos os seguintes resultados: Os valores médios da depuração máxima de ureia e da depuração padrão de ureia foram baixos em comparação com os valores médios de controlo. A diminuição das depurações de creatinina e de fluoreto em comparação com os controlos foi estatisticamente significativa, o que indica que a intoxicação crónica por fluoreto conduz a uma perturbação distinta da função glomerular nos seres humanos.

Siddiqui AH. (1955)[222] realizou um estudo no qual o teste de depuração da ureia (método de Van Slyke) foi efectuado em catorze casos. Os resultados mostraram um comprometimento acentuado da função renal. Os valores médios para a depuração máxima e padrão foram 26,24 e 39,67% do normal, respetivamente.

Linsman JF, McMurray CA. (1943)[223] afirmava que a osteosclerose poderia ser uma sequela perigosa da ingestão crónica de água de abastecimento contendo flúor, uma vez que poderia dar origem a uma anemia secundária devido à invasão da medula óssea formadora de sangue. Havia também a possibilidade de danos nos rins devido à fluoremia crónica.

EFEITOS RENAIS EM HUMANOS SUBMETIDOS A ANESTESIA COM FLÚOR:

Nuscheler M, et al. (1996)[224] afirmaram que, na década de 1960, a utilização generalizada do anestésico inalatório metoxiflurano estava associada a uma ocorrência significativa de disfunção renal pós-operatória. Este facto foi atribuído à biotransformação hepática do metoxiflurano e à subsequente libertação de iões fluoreto inorgânicos na circulação. Com base na experiência clínica com metoxiflurano, as concentrações de fluoreto sérico superiores a 50 mumol/l foram consideradas nefrotóxicas.

Partanen S. (2002)[225] afirmou que as provas da nefrotoxicidade do flúor se acumularam em grande parte devido aos efeitos adversos dos anestésicos halogenados na função renal.

Marier J, Rose D. (1977)[226] afirmaram que as lesões renais podem aparecer dentro de alguns dias após a anestesia com metoxiflurano. Este fenómeno foi estudado por Cousins e Mazze (1973), que relataram que os níveis plasmáticos de F- no pico (ou seja, transitórios) pós-anestesia em humanos afectados excediam 90 umol/l. A nefrotoxicidade foi acompanhada por um aumento do volume de urina de baixa osmolaridade e aumento da sede, com a síndrome tendendo a obedecer a um padrão dose-resposta de curto prazo no homem. Mazze et al. (1972) e Cousins et al. (1974) demonstraram que as lesões renais em ratos expostos ao metoxiflurano eram causadas por concentrações elevadas de fluoreto inorgânico e não pelo ácido oxálico, que é também um produto de degradação metabólica do metoxiflurano. Taves et al. (1972) também relacionaram a nefrotoxicidade e a poliúria com o fluoreto inorgânico metabolicamente libertado.

GÉIS DE FLÚOR E FUNÇÃO RENAL

Os cientistas descobriram que a aplicação de "Géis de Flúor" no consultório dentário provoca picos muito elevados no nível de flúor no sangue. Os elevados picos nos níveis de flúor no sangue resultam de três factores: a elevada concentração de flúor no gel (= 12,3 mg de flúor em cada mililitro de gel), a elevada acidez do gel (que provoca salivação excessiva e ingestão) e a criação de ácido fluorídrico na boca (que permite que o flúor atravesse diretamente a membrana gengival).

Uma das consequências da introdução de níveis elevados de flúor no sangue é que a função renal pode ser afetada.

Especificamente, o flúor prejudica a capacidade de concentração dos rins, produzindo assim uma condição do tipo diabetes insipidus marcada por urina excessiva. **(Mazze 1977).** A concentração de flúor que causa este efeito (570 ppb) é inferior à concentração que as crianças (até 1.450 ppb) e os adultos (até 950 ppb) podem receber no sangue após o tratamento com gel de flúor. Embora se acredite que o defeito renal seja reversível (ou seja, termina quando o flúor desaparece do sangue), ainda não foi efectuada qualquer investigação para determinar a saúde renal a longo prazo das pessoas que sofreram repetidamente exposições tóxicas de curto prazo ao flúor .[216]

Whitford GM, et al. (1987)[201] afirmaram que o rim é um dos órgãos-alvo na toxicidade aguda do flúor. Isto deve-se em parte ao facto de, em qualquer nível de fluoreto no plasma e em comparação com outros órgãos, as células do rim estarem expostas a concentrações de fluoreto relativamente elevadas. Além disso, tal como o sódio e o cloreto, o fluoreto apresenta um gradiente progressivo de concentração do córtex para a medula, de modo que o rácio de concentração no córtex da medula interna se situa entre três e quatro. Assim, as porções do nefrónio responsáveis pela capacidade do rim de concentrar a urina e conservar a água para o organismo (as ansas de Henle, os canais colectores e os vasa reta) estão expostas às concentrações mais elevadas de fluoreto no interior do rim. Na década de 1960, foi relatada pela primeira vez uma insuficiência renal de alto débito em alguns pacientes que haviam sido anestesiados com metoxilflurano, um anestésico volátil fluorado. A síndrome, que se assemelha à diabetes insípida, foi caracterizada por uma diurese resistente à ADH, uma baixa osmolaridade urinária e, em alguns doentes gravemente afectados, hemoconcentração e desequilíbrios electrolíticos. Desde então, foi determinado que o defeito de concentração renal pode ser produzido em ratos, cães e humanos e que o limiar do nível de fluoreto plasmático para o problema é de aproximadamente 30 umol/L. Como já foi referido, as concentrações de fluoreto no plasma de alguns doentes que foram tratados com géis de APF a 1,23% atingem níveis de 30 umol/L ou mais durante várias horas. É provável que alguns destes doentes apresentem o defeito de concentração renal durante estes períodos e talvez durante várias horas a seguir. É necessária investigação em seres humanos para avaliar esta possibilidade. Embora o defeito de concentração renal seja reversível e sem sequelas conhecidas a longo prazo, representa uma perturbação fisiológica que pode ser evitada, principalmente através da redução das quantidades de fluoreto

disponível para absorção sistémica durante as aplicações do gel APF.

FLUORETO E CÁLCULOS RENAIS

Há muito que se suspeita que o flúor pode contribuir para a formação de cálculos renais. Esta suspeita foi recentemente apoiada por um estudo efectuado num homem americano com fluorose esquelética. De acordo com os autores:

Kurland ES, et al. (2007)[227] efectuaram um estudo sobre um homem americano com fluorose esquelética. Um novo e importante problema médico (que parecia estar temporariamente relacionado com a cessação da exposição ao flúor e o subsequente balanço negativo de cálcio) foi a formação de cálculos renais, com pedras compostas por oxalato de cálcio. O primeiro episódio ocorreu 9 meses após o diagnóstico. Nos últimos 7 anos, registou numerosas ocorrências de nefrolitíase, tendo sido necessária litotripsia em várias ocasiões. A hematúria franca ocorre quase mensalmente. . . A descarga do esqueleto do excesso de minerais parece aumentar a excreção urinária de cálcio, causando nefrolitíase e aumentos nos níveis de creatinina sérica. Não se sabe qual a morbilidade adicional que se seguirá se este último problema continuar, sem diminuir.

Seguem-se excertos de dois estudos anteriores que também encontraram ligações entre a exposição ao flúor e os cálculos renais:

Singh PP, et al. (2001)[228] efectuaram um estudo concebido para avaliar o papel do flúor na urolitíase em seres humanos. Foram selecionadas duas áreas para este fim, uma área endémica de fluoreto (EA) e uma área não endémica de fluoreto

(NEA). A prevalência de urolitíase foi 4,6 vezes mais elevada na AE do que na AEN. Além disso, a prevalência foi quase o dobro em indivíduos com fluorose do que sem fluorose na área endémica. Não foi observada qualquer relação entre a urolitíase e a duração da fluorose. Os níveis de fluoreto na água potável variaram entre 3,5 e 4,9 ppm na AE e os indivíduos desta área excretaram mais fluoreto. Uma comparação entre indivíduos normais (NS) da EA e da NEA revelou que os indivíduos endémicos tendem a ter níveis médios de substância reactiva do ácido tiobarbitúrico (TBAR) no soro ligeiramente mais elevados e excretam mais oxalato e fluoreto do que os seus homólogos não endémicos. Os formadores de cálculos urinários (FS) das duas áreas apresentaram uma tendência semelhante, embora, mais uma vez, a diferença não tenha sido significativa. A excreção de citrato nos FS foi quase normal na AE, mas os FS da AEN apresentaram níveis de excreção significativamente mais baixos. Os cálculos urinários de pacientes endémicos tinham níveis mais elevados de fluoreto, oxalato e cálcio do que os de pacientes não endémicos. Estudos in vitro sugeriram que o flúor não influenciou a mineralização heterogénea do oxalato de cálcio. Em conclusão, os dados sugerem que o flúor in vivo pode comportar-se como um promotor ligeiro da formação de cálculos urinários através de (a) excreção de fluoreto de cálcio insolúvel, (b) aumento da excreção de oxalato e (c) aumento ligeiro da carga oxidativa.

Murao H, et al. (2000)[229] afirmaram que, na sua experiência anterior com ratos, foi relatado que o flúor causava calcificação renal, cujo mecanismo foi deduzido como sendo devido a um aumento da secreção da hormona paratiroide (PTH). No entanto, a calcificação renal induzida pelo fluoreto, independente da PTH, não foi bem compreendida no néfron de animais tratados com fluoreto. Assim, examinaram o efeito do fluoreto de sódio na mobilização intracelular de cálcio numa linha celular epitelial normal de rim de rato (células NRK-52E). Verificou-se que a acumulação de cálcio era notavelmente aumentada pela adição de fluoreto de sódio (NaF). Demonstrou-se que a elevação da [Ca2+]i se devia à entrada de cálcio através de canais de cálcio sensíveis à nifedipina.

Fluoreto na placenta humana e no sangue do cordão umbilical:

Não há dúvida de que o flúor atravessa a placenta, uma vez que o flúor está presente no sangue e nos tecidos calcificados do feto. A hipótese é que o fluoreto se difunde passivamente através da placenta, uma vez que a placenta actua como uma barreira parcial que afecta a taxa de transporte de fluoreto da circulação materna para a circulação fetal.[230] No entanto, Teotia et al[231] registaram uma diminuição gradual do nível de fluoreto no plasma das mulheres grávidas em comparação com as não grávidas, o que indica a retenção de fluoreto pelo feto. Os resultados são também corroborados pelo facto de uma criança poder ficar com deformações mesmo nos membros superiores (Figura 2), embora não sejam ossos que suportem peso, mas devido ao gatinhar na primeira infância .[232]

Figura 2; Radiografia do membro superior de uma rapariga de 9 anos que apresentava deformações desde a infância.

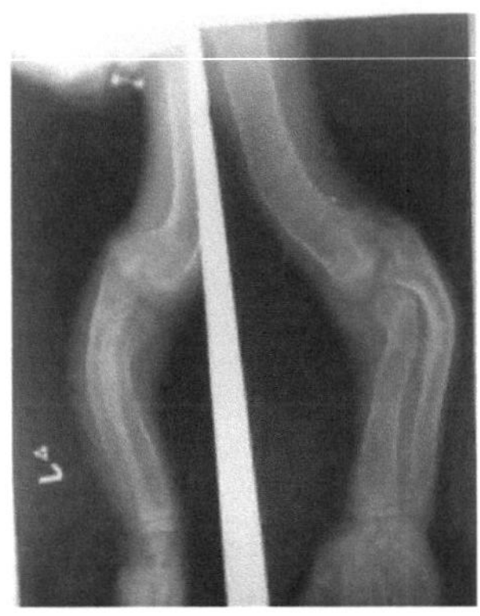

FLUORETO E CANCROS DO FÍGADO NO BIOENSAIO NTP

Em 1977, o Congresso dos Estados Unidos ordenou ao Programa Nacional de Toxicologia (NTP) que realizasse estudos em animais para determinar se o flúor provoca cancro. Após algumas tentativas abortadas no início dos anos 80, o NTP iniciou com êxito um estudo de 2 anos em ratos e ratazanas em 1985. A Battelle Columbus Laboratories foi contratada pelo NTP para efetuar o estudo .[233]

Em 28 de outubro de 1988, o Battelle Columbus Laboratories apresentou o seu relatório final ao NTP sobre os resultados do estudo com ratos. A principal conclusão do relatório da Battelle foi que tinha ocorrido um aumento dependente da dose de um cancro raro do fígado (hepatocolangiocarcinoma) nos ratos machos e fêmeas tratados com flúor. Para citar:

J.D. Toft ,1988[234] concluiu que a alimentação de ratinhos B6C3F1 com fluoreto de sódio na sua água de bebida durante 104 semanas, nas doses indicadas, resultou na formação de uma neoplasia hepática pouco frequente que, para efeitos deste estudo, foi diagnosticada como hepatocolangiocarcinoma. Foram identificadas duas formas morfológicas básicas: bem diferenciada e pouco diferenciada. Embora o número total (10) destas neoplasias fosse pequeno em comparação com os carcinomas hepatocelulares e adenomas mais frequentemente observados, o facto de ter ocorrido apenas uma neoplasia num animal de controlo e de seis das dez terem sido encontradas nos animais com doses elevadas (igualmente distribuídas por sexo) sugere uma possível relação com a dose. No entanto, não foi observada qualquer relação positiva com a dose noutras neoplasias hepáticas (adenomas ou carcinomas) ou em alterações hepáticas não neoplásicas.

A tabela seguinte mostra a tendência de dose-resposta em hepatocolangiocarcinomas que a Battelle registou em ratinhos fêmeas e machos.

Hepatocolangiocarcinomas (Cancro do Fígado) Diagnosticados em Ratos Tratados com Fluoreto
- Relatório final dos Laboratórios Battelle Columbus, 28 de outubro de 1988 -

	Controlo	Especial Controlo	Baixo 11 ppm	Médio 45 ppm	Elevado 79 ppm
Homens	0	0	1	1	3
Mulheres	0	1	1	0	3

O diagnóstico de hepatocolangiocarcinoma da Battelle foi confirmado pelo cientista **(Dr. Melvin Reuber)** que primeiro identificou o hepatocolangiocarcinoma como um cancro distinto.

Apesar da concordância de Reuber, o NTP acabou por desvalorizar o achado de hepatocolangiocarcinoma. O NTP fê-lo através de um processo em duas fases. Primeiro, o patologista de "Garantia de Qualidade" do NTP reclassificou-os como hepatoblastomas (outra forma de cancro do fígado). Depois, ao efetuar a sua análise estatística, o NTP reclassificou os hepatoblastomas como hepatocarcinomas - uma forma mais comum de tumor. Como não houve aumento significativo de hepatocarcinomas entre os animais tratados com flúor, o NTP concluiu que não houve efeito.

Bucher JR, et al. (1991)[235] realizaram estudos com roedores e observaram que a incidência de neoplasias hepáticas em todos os grupos de ratinhos machos e fêmeas, tanto dosados como de controlo, era superior à observada anteriormente em estudos NTP, mas não parecia estar relacionada com o tratamento químico. Foram diagnosticados vários hepatoblastomas e hepatocolangiocarcinomas em ratinhos machos e fêmeas. O hepatoblastoma e o hepatocolangiocarcinoma de ratinhos são variantes fenotípicas do carcinoma hepatocelular com tipos de células e padrões morfológicos caraterísticos. Os hepatoblastomas continham uma população celular que se assemelhava a células hepáticas embrionárias, bem como células neoplásicas caraterísticas de um carcinoma hepatocelular típico, enquanto os hepatocolangiocarcinomas apresentavam diferenciação hepatocitária e biliar. Como variantes fenotípicas do carcinoma hepatocelular, as incidências destas neoplasias foram combinadas com as outras neoplasias hepatocelulares para análise. O aparecimento destas variantes fenotípicas em animais que receberam a dose é invulgar e o seu significado biológico, caso exista, é desconhecido.

Problemas na identificação e diagnóstico da fluorose

Embora a fluorose possa ser facilmente diagnosticada, é frequentemente confundida com outras doenças devido à semelhança dos sintomas. Alguns dos problemas observados no terreno pelos autores são:

a) Falta de literatura adequada nos manuais de medicina. O melhor dos livros de medicina descreve a fluorose num único parágrafo. Como resultado, as faculdades carecem de conhecimentos adequados e não os ensinam nas faculdades de medicina.

b) Com exceção de uma ou duas faculdades de medicina como a AIIMS, Nova Deli, nenhuma das faculdades de medicina do país possui medidores de pH selectivos de iões, necessários para a estimativa de fluoreto na urina e no sangue. A maior parte dos medidores de pH selectivos de iões estão nos laboratórios de investigação ou no Departamento de Engenharia de Saúde Pública, que os utiliza apenas para a análise da água.

c) Os sintomas são muito semelhantes aos de outras doenças. Como resultado, os doentes são tratados primeiro para outras doenças; como resultado, são tratados em excesso ou erradamente. Muitas vezes, os cirurgiões efectuaram erradamente uma gastrojejunostomia para sintomas dispépticos não ulcerosos em doentes com fluorose.

d) Sempre que um médico pede uma radiografia do antebraço para ver a calcificação da membrana interóssea, que é um dos sinais patognomónicos da fluorose nos adultos, o doente duvida da santidade da investigação, uma vez que normalmente apresenta sintomas como dor nas costas, no pescoço ou incapacidade de se inclinar para a frente.

RESUMO

As várias fontes de fluoretos são a água, os produtos industriais e farmacêuticos e os alimentos. O nível ótimo recomendado de fluoreto varia com o clima, uma vez que o consumo médio de água aumenta com o clima mais quente. O nível ótimo recomendado é de 1ppm em climas moderados, 1,2 ppm em climas frios e 0,7 ppm em climas extremamente quentes. No contexto atual, o termo utilizado é a carga total de fluoreto no organismo, ou seja, o consumo total de fluoreto pelo organismo proveniente de todas as fontes disponíveis.O cenário atual no nosso país é que, dos 28 estados, 20 são endémicos. Nestes estados, deve tentar-se limitar o consumo total de fluoreto por um indivíduo, proveniente de todas as fontes disponíveis, incluindo produtos dentários fluoretados, ao limite permitido com segurança, sem o qual se manifestaria a toxicidade do fluoreto.

A toxicidade do flúor pode ser aguda ou crónica. Quando são ingeridas quantidades suficientemente grandes de fluoreto numa única dose, desenvolve-se rapidamente uma cadeia catastrófica de acontecimentos. A exposição crónica ao flúor conduz à fluorose, que pode ser dentária, se o feto, o bebé ou a criança forem expostos ao flúor durante as fases de desenvolvimento da sua dentição, ou esquelética, se os ossos forem afectados, ou não esquelética, se os tecidos moles forem afectados.

Para além de ser um problema de saúde, a fluorose dentária é um problema estético e social. Os dentes, uma vez afectados, não podem ser revertidos ao normal, especialmente em graus severos. As várias opções de tratamento incluem branqueamento, macroabrasão, facetas laminadas e coroas. A fluorose esquelética não é facilmente reconhecível até que a doença tenha evoluído para um estado avançado. Os testes hospitalares para diagnosticar a fluorose esquelética são: níveis de flúor no sangue, na urina e na água potável e radiografias do antebraço e da região ou articulação onde o doente se queixa de dor, rigidez ou rigidez. A mucosa gástrica, os músculos esqueléticos, o sistema renal, o sistema endócrino e os glóbulos vermelhos também estão envolvidos na fluorose não esquelética. Também foram relatadas manifestações neurológicas e alérgicas e disfunções da glândula tiroide.

A fluorose pode ser totalmente prevenida através de uma intervenção ao nível da água potável e da nutrição. A intervenção na água potável pode ser efectuada através de testes a todas as fontes de água disponíveis, da instalação de tratamento de água na comunidade, da utilização de filtros domésticos de osmose inversa e da recolha de água da chuva. A intervenção nutricional pode ser efectuada concentrando-se na ingestão adequada de cálcio, vitamina C e ferro e de antioxidantes, juntamente com o consumo de água potável segura e evitando produtos ricos em flúor, como o sal-gema preto, o sal-gema vermelho, o chá preto, o tabaco e a traça daal, etc.

Embora a prevenção da fluorose seja melhor, os doentes podem ser tratados com uma abordagem integrada de água potável segura e intervenção nutricional. Assim, antes de considerar a fluoretação da água ou a utilização de fluoreto em vários procedimentos dentários e em produtos dentários, os efeitos do fluoreto em vários sistemas do corpo devem ser ponderados e os fluoretos devem ser utilizados com precaução.

REFRÊNCIAS

1. Whitford GM (1989). O metabolismo e a toxicidade do flúor. In: Myers HM, editor. Monografias em ciência oral. No. 13. Basileia (Suíça); Karger.

2. Susheela AK. Um tratado sobre fluorose. Revisto 2nd edition, 2003.

3. Mckay FS. Uma investigação sobre dentes mosqueados(i). Dent. Cosmos 1916a; 58: 477-484.

4. Mckay FS. Uma investigação sobre dentes mosqueados(iii). Dent. Cosmos 1916c; 58:781-782.

5. Mckay FS. Progress of the year in the investigation of mottled enamel with special reference to its association with artesian water. J. Natl. Dent. Assoc.1918;5:21-750.

6. Mckay FS. Dentes mosqueados: a prevenção de sua produção adicional através de uma mudança no abastecimento de água em Oakley, Idaho. J. Am. Dent. Assoc.1933;20:1137-1149.

7. Smith MC. Account of Tucson Dental Association meeting in Arizona (Relato da reunião da Associação Dentária de Tucson no Arizona). Daily Star, 3 de maio de 1931, citado por McNiel D.R. (1957).

8. Dean H.T. Classificação do diagnóstico de esmalte mosqueado. J.Am. Dent. Assoc.1934; 21:1421-1426.

9. Dean HT, Jay P, Arnold FA & Elvove E. Domestic water and dental caries, v. additional studies of the relation of fluoride domestic waters to dental caries experience in 4,425 white children aged 12-14 years of 13 cities in 4 states. Public Health Rep.1942; 57:1155-1179.

10. Organização Mundial de Saúde. Fluorides and Human Health, Genebra, 1970. (Série de Monografias da OMS n.º 59).

11. Williamson MM. Fluorose dentária endémica no Quénia. East African Med J, 1953; 30: 217-33.

12. Fuge R, Andrews MJ. Fluorine in UK environment, influences on human and animal health. Environ Geochem Health 1988;10:51-61.

13. Ando M, Tadano M, Yamamoto S, Tamura K, Asanuma S, Watanabe T et al. Health effects of fluoride pollution caused by coal burning. Sci Total Environ 2001 Apr 23; 271-3): 107-16.

14. Singer L, Ophaug R. Total fluoride intake in children (ingestão total de flúor em crianças). Pediatrics,c1979; 63: 460.

15. Dilnawaz R, Lakdawala e Punekar BD. Fluoride content of water and some commonly consumed foods in Bombay and a study of dietary fluoride intake. Ind J Med Res 1973; 61(11): 1679-87.

16. Adair SM, Wei SHY. Concentração de fluoreto no sumo de fruta. Ped Dent 1979; 1: 174.

17. Schluz EM Jr, Epstein JS, Forester DJ. Fluoride content of popular carbonated beverages. J Prev Dent 1976; 3: 27-9.

18. Hodge HC, Smith FA. Occupational fluoride exposure. J Occupational Med, 1972; 19: 12.

19. Moller J, Poulsen S. Um estudo do mosqueado dentário em crianças de Khouribga, Marrocos. Arch Oral Biol 1975; 20: 601.

20. Roholm K (1937). Fluorine Intoxication: a clinical hygienic study (Intoxicação por flúor: um estudo clínico

higiénico). Copenhaga, Nyt Nordisk Forlag, e Londres, Lewis

21. Fomon SJ. Ekstrand J. Fluoride intake. In: Fejerskov O, Ekstrand J, Burt BA (1996). Fluoride in dentistry. 2nd edition. Munksgaard, Copenhaga. p 44-45.

22. Mc Lure FJ. Fluorine in foods- survey of recent data. Relatórios de Saúde Pública (Washington); 1949; 64: 1061.

23. Ekstrand J. Estudos de equilíbrio de fluoreto em bebés numa área com 1 ppm de fluoreto. Caries Res 1984; 18: 87.

24. Whitford GM. The physiological and toxicological Characteristics of fluoride (Caraterísticas fisiológicas e toxicológicas do flúor). J Dent Res, Feb 1990; 69 (Spec Iss): 539-49.

25. Gedalia I.: Em Fluorides and human health, Genebra, 1970, OMS, p128.

26. Gedalia I, bryzezinski A, Bercovici B, Lazoran E. Proc Soc Exp Biol Med 1961; 106: 147.

27. Spak CJ, Hardell LI, de Cheateau P. Fluoreto no leite. Ata Pediatr Scand 1983; 72: 699-701.

28. Ekstrand J, Zeigler EE, Nelson Se, Formon SJ. Absorção e retenção de fluoreto dietético e suplementar. Adv Dent Res1994;8: 175-80.

29. Young RA & Elliot JC. Bases à escala atómica para várias propriedades das apatias. Arch. Oral. Boil. 1966:11;699-707.

30. Jenkin GN. O mecanismo de ação do flúor na redução da incidência de cáries. International Dental Journal. 1967:17;552-563.

31. Weiss S, King WJ, Kestenbaum RC & Donohue JJ. Influência de vários factores na síntese de polissacáridos em S. mitis. Anais da Academia de Ciências de Nova Iorque. 1965;131;839-850.

32. Schachtele CF, Mayo JA. Transporte de glucose dependente de fosfoenolpiruvato em estreptococos orais. Journal of Dental Research. 1973;52;1209-1215.

33. Wright DE, Jenkin GN. O efeito do flúor na produção de ácido de misturas de glucose na saliva. Br. Dent. J. 1954:96;30-34.

34. Ericson Th, Ericson Y. Efeito da substituição parcial de flúor na troca de fosfato e na adsorção de proteínas da hidroxiapatite. Helvetica Odont. Ata. 1967:11;10-14.

35. Aasenden R, Peebles TC. Efeito da suplementação com flúor desde o nascimento nos dentes decíduos e permanentes humanos. Arquivos de Biologia Oral. 1974:19, 321-6.

36. dd

37. Lidbeck WL, Hill IB, Beeman JA. Envenenamento agudo por fluoreto de sódio. JAMA 1943; 121: 826-7.

38. Litovitz TL, Scmitz BF, Nailey KM. 1989 Annual report of Americam Association of Poison Control Centres National Data Collection System. Am J Emer Med 1990; 8: 394-42.

39. Whitford GM. Fluoreto em produtos dentários: Considerações de segurança. J Dent Res, maio de 1987; 66(5): 1056-60.

40. Cox GJ, Hodge HC, A toxicidade dos fluoretos em relação à sua utilização em medicina dentária. JADA 1950; 40: 440-51.

41. Whitford GM. Acute and Chronic fluoride toxicity (Toxicidade aguda e crónica do flúor). J Dent Res, maio de 1992; 71(5): 1249-1254.

42. Fejerskov O, Manji F, Baelum V. A natureza e os mecanismos da fluorose dentária no homem. J Dent Res 1990; 69 spec Iss: 692-700.

43. Ekstrand J, Spak CJ, Ehrnebo M. Depuração renal de fluoreto num estado estacionário no homem: Influência do fluxo urinário e alterações do pH pela dieta. Ata Pharmacol Toxica 1982; 50: 321-5.

44. DenBesten PK, Thariani H. Biological mechanisms of fluorosis and level and timing of systemic exposure to fluoride with respect to fluorosis. J Dent Res maio 1992; 71 (5): 1238-43.

45. Teotia SPS, Teotia M. Hiperparatiroidismo secundário em doentes com fluorose esquelética endémica. BMJ 1973; 1: 637-40.

46. Srivatsava RN, Gill DS, Moudgil A, Menon RK, Thomas M, Dandon. Cálcio ionizado normal, hipersecreção de paratiroide e osteocalcina elevada numa família com fluorose. Metabolismo 1989; 38: 122-4.

47. Patterson CM, Basford KE, Kruger BJ. O efeito do flúor na proteína imatura da matriz do esmalte. Arch Oral Biol. 1976; 21: 131-2.

48. Robinson C, Kirkham J. O efeito do flúor no desenvolvimento de tecidos mineralizados. J Dent Res. 1990; 69: 685-91.

49. Holanda RIU, Hongslo JK. The effect of fluoride on the cellular uptake and pool of amino acids. Ata Pharmacol Toxicol 1979; 44: 354-8.

50. Kerley MA, Kollar EJ. Regeneração do desenvolvimento dentário *in vitro* após tratamento com flúor. Am J Anat 1977; 149: 181-96.

51. Bronkers ALJ, Jansen LL, Woltgens JHM. Um estudo histológico dos efeitos a curto prazo do flúor na formação do esmalte e da dentina em germes dentários de hamster em cultura de órgãos *in vitro*. Arch Oral Biol 1984; 29: 803-10.

52. Kruger BJ. O efeito de diferentes níveis de flúor na ultraestrutura de ameloblastos em ratos. Arch Oral Biol. 1970; 17: 1389-94.

53. DenBesten PK, Crenshaw MA. Alterações na modulação induzida pelo flúor dos ameloblastos do estádio de maturação de ratos. J Dent Res 1985; 64: 1365-70.

54. Thariani H, McKee M, DenBesten PK. Efeitos do flúor na taxa de modulação dos ameloblastos em fase de maturação. J Dent Res 1991; 73: 370.

55. Teotia M, Teotia SPS, Singh KP. Toxicidade crónica endémica por flúor e síndromes de interação alimentar de doenças ósseas metabólicas e deformidades na Índia: Ano 2000. Indian J Pediatr 1998; 5: 371-81.

56. T. Chakma, S.B. Singh, S. Godbole e R.S. Tiwary: Fluorose endémica com síndrome de Genuvalgum numa aldeia do distrito de Mandla, Madhya Pradesh. Indian Paediatrics.1997, 34, 232-236.

57. SPS Teotia, M Teotia, R K Singh e NPS Teotia. Endemic Skeletal Fluorosis: A Radiological and Morphometric study of Bone. Actas do Simpósio sobre fluorose. Hyderabad. 1974. 425-434.

58. T Chakma. Estudo epidemiológico da fluorose endémica no distrito de Mandla, com especial referência aos aspectos nutricionais, em particular o cálcio, a ingestão de vit.-c e a ingestão total de fluoreto (alimentos, água e outras

substâncias formadoras de hábitos). Um estudo de base antes da implementação do programa de intervenção para o fornecimento sustentado de água potável. 1999. Relatório de um projeto apresentado à Missão Nacional de Água Potável de Rajiv Gandhi. Ministério do Desenvolvimento das Zonas Rurais, Governo da Índia.

59. Singh A, SS Jolly, BC Bansal. Fluorose esquelética e suas complicações neurológicas. Lancet 1961, 1, 197-200.

60. D. Raja Reddy. Skeletal Fluorosis in Handbook of clinical neurology. 1996. Vol 30 p 465-505.

61. Baud CA, Bang S, Boivin G, Susheela AK. Estudo biofísico e morfométrico do tecido ósseo na fluorose endémica. In: Highlights of the 13th conference of the international society for fluoride research, organized by Dr. Susheela AK, in New Delhi (India), Nov. 13-17, 1983.

62. Susheela AK, Koacher J, Jain SK, Sharma K, Jha M. Fluroide toxicity: Uma abordagem molecular. In: Highlights of the 13th conference of the international society for fluoride research, organized by Dr. Susheela AK, in New Delhi (India), Nov. 13-17, 1983.

63. Grandjean P. Long-term significance of Industrial fluoride exposure: Um estudo com trabalhadores dinamarqueses de criolite. In: Highlights of the 13th conference of the international society of fluoride research, organized by Dr. Susheela AK, in New Delhi (India), Nov. 13-17, 1983.

64. S K Gupta, R C Gupta e Seth AK. Reversão da fluorose clínica e dentária. Fluoride.1994, 31, 439-443.

65. A K Susheela, M Bhatnagar. Reversão da lesão celular induzida pelo flúor através da eliminação do flúor e do consumo de uma dieta rica em nutrientes essenciais e anti-oxidantes. Mol. Cell Biochem. 2002. 234-235 (1-2): 335-340.

66. T. Chakma, P V Rao, P K Meshram, S B Singh, R Babu e V Ramachandran "Reversal of Bony Deformities due to fluorosis in Tilaipani village, Madhya Pradesh, Central India. Actas da "Terceira Conferência Global TEPHINET" realizada em Pequim, China, de 8th a 12th de novembro de 2004.

67. A K Susheela, T K Das, I P Gupta, R K Tandon, SK Kacker, P Ghosh e R C Deka. Fluoride Ingestion and its correlation with Gastrointestinal discomfort. Fluoride 1992, 25, 1, 5-22.

68. Srinivasan D, T K Das, I P Gupta, A K Susheela e R K Tandon. Gastrointestinal Manifestations in patients with skeletal fluorosis (Manifestações gastrointestinais em pacientes com fluorose esquelética). J Gastroenterology, 1996, 31, 333337.

69. Spak CJ, Sjosted S, Eleborg L, Veress B, Perebeck L, Ekstrand J. Tissue response of gastric mucosa after ingestion of fluoride. Br Med J 1989; 298: 1686-7.

70. Spak CJ, Sjosted S, Eleborg L, Veress B, Perbeck L, Ekstrand J. Estudos da mucosa gástrica humana após a aplicação de 0,42% de gel de flúor. J Dent Res 1990; 69(2): 4269.

71. National research counsil.(2006) Fluoride in Drinking Water: A Scientific Review of EPA's Standards. National Academies Press, Washington D.C. p 229-230.

72. Shulman JD, Wells LM. (1997). Acute fluoride toxicity from ingesting home-use dental products in children, birth to 6 years of age. Journal of Public Health Dentistry 57: 150-8).

73. Amira S, Soufane S, Gharzouli K. Effect of sodium fluoride on gastric emptying and intestinal transit in mice. Exp Toxicol Pathol. 2005 Aug;57(1):59-64.

74. Muller P, et al. (1992). Lesões da mucosa gástrica induzidas por fluoreto de sódio: comparação com monofluorofosfato de sódio. Z Gastroenterol. 30(4):252-4.

75. Riggs BL, et al. (1990). Effect of Fluoride treatment on the Fracture Rates in Postmenopausal Women with Osteoporosis (Efeito do tratamento com flúor nas taxas de fratura em mulheres pós-menopáusicas com osteoporose). New England Journal of Medicine 322:802-809.

76. Riggs BL. (1983). Tratamento da osteoporose com fluoreto de sódio: An appraisal. Bone and Mineral Research 2: 366-393.

77. Rich C. (1966). Osteoporose e terapia com flúor. Journal of the American Medical Association 196: 149.

78. Sharma JD, et al. (2009). Desconfortos gástricos causados pelo flúor na água potável. Fluoride 42:286-291.

79. Hallanger Johnson JE, et al. (2007). Doença óssea relacionada com o flúor associada ao consumo habitual de chá. Mayo Clinic Proceedings 82(6):719-24.

80. Pang YX, Guo YQ, Zhu P, Fu KW, Sunb YF e Tang RF. The effects of fluoride, alone and in combination with selenium, on the morphology and histochemistry of skeletal muscle. Fluoride 1996: Relatório de Investigação 59; Vol.29 No.2 59-62.

81. Das Sarkar S, Ghosh D, Maiti R. Management of fluoride induced testicular disorders by calcium and vitamin E co-administration in the albino rat. Reprod Toxicol.2002;16(4) :385-390.

82. Kumari DS, Rao PR, Red cell membrane alterations in human chronic fluoride toxicity, *Biochem Int*, 23:4, 1991 Mar, 639-48

83. Kumari S, Kumar A. A toxicidade do flúor aumenta a atividade fagocítica dos macrófagos no baço de ratos - Asian J.Exp.Biol.Sci. 2011:vol2(2);283-287.

84. Megha Khard. Estimativa do flúor urinário em casos de infertilidade atendidos no ambulatório de ginecologia do NSCB Medical College and Hospital Jabalpur. Tese de Mestrado (Ginecologia e Obstetrícia). 2008. Universidade Rani Durgawati, Jabalpur.

85. Michael Connett. abril de 2012. Efeito do flúor no sistema reprodutivo - estudos animais, humanos invitro, invivo. Rede de ação contra o flúor. abril de 2012

86. Sprando RL, et al. (1998). Testar o potencial do fluoreto de sódio para afetar a espermatogénese: um estudo morfométrico. Food Chem Toxicol. 36(12):1117-24.

87. Zakrzewska H, et al. (2002). Influência in vitro do fluoreto de sódio na qualidade do sémen de carneiro e nas actividades enzimáticas. Fluoride 35: 153-160.

88. Chinoy NJ, Narayana MV. (1994). Toxicidade in vitro do flúor em espermatozóides humanos. Reprod Toxicol. 8(2):155-9.

89. Sharma JD, Solanki M, Solanki D Toxicidade do fluoreto de sódio nos órgãos reprodutores de ratos albinos fêmeas, Asian J. Exp. Sci., Vol. 21, No. 2, 2007, 359-364.

90. Freni SC. (1994). A exposição a elevadas concentrações de flúor na água potável está associada a uma diminuição das taxas de natalidade. Journal of Toxicology and Environmental Health 42:109-121.

91. Hao P, et al. (2010). [Efeito do flúor nas hormonas do eixo hipotálamo-hipófise-testis humano]. [Artigo em chinês]. Wei Sheng Yan Jiu. 39(1):53-5.

92. Ortiz-Perez D, et al. (2003). Fluoride-induced disruption of reproductive hormones in men. Environmental

Research 93:20-30.

93. Chen P, et al. (1997). Efeitos do hiperfluoreto no sistema reprodutivo-endócrino de adultos do sexo masculino. *Boletim de Doenças Endémicas* 12(2):57-58.

94. Susheela AK, Jethanandani P. (1996). Circulating testosterone levels in skeletal fluorosis patients. Jornal de Toxicologia e Toxicologia Clínica 34(2):183-9.

95. Michael M, et al. (1996). Investigações das funções dos tecidos moles em indivíduos fluoróticos. Fluoreto 29:63-71.

96. Neelam, K, et al. (1987). Incidência de prevalência de infertilidade entre membros masculinos casados de um distrito de fluorose endémica de Andhra Pradesh. In: *Abstract Proc Conf Int Soc for Fluoride Res*. Nyon, Suíça.

97. Tokar VI, Savchenko ON. (1977). Efeito dos compostos inorgânicos de flúor no estado funcional do sistema pituitário-testículo. *Probl Endokrinol*(Mosk). 23(4):104-7.

98. Wu DQ, Wu Y. (1995). Frequência de micronúcleos e de troca de cromátides irmãs na fluorose endémica. Fluoride. 28(3):125-127.

99. Joseph S, Gadhia PK (2000). Frequência de troca de cromátides irmãs e aberrações cromossómicas em residentes de regiões endémicas de fluoreto do Sul de Gujarat. Fluoride 33: 154-158.

100. Meng Z, Zhang B. (1997). Aberrações cromossómicas e micronúcleos em linfócitos de trabalhadores de uma fábrica de fertilizantes fosfatados. Mutation Research 393: 283-288.

101. Meng Z, et al. (1995). Trocas de cromátides-irmãs em linfócitos de trabalhadores de uma fábrica de fertilizantes fosfatados.Mutation Research 334(2):243-6.

102. Sheth FJ, et al. (1994). Trocas de cromátides irmãs: A study in fluorotic individuals of North Gujurat. Fluoride 27: 215-219.

103. Li J, et al. (1991). A influência do alto teor de flúor na estabilidade do DNA no corpo humano. Jornal Chinês de Endemiologia.

104. Vijayaprabha K, Dutta S, Bhargava SC, Gahlaut V. O efeito da água potável com elevado teor de flúor no estado intelectual de crianças de áreas endémicas de Haryana. Tese de Mestrado, Faculdade de Medicina Dentária do Governo, afiliada à Universidade M.D., Rohtak, Haryana, 2008.

105. X S Li, J L Zhi, e R O Gao. Effect of fluoride exposure on intelligence in children (Efeito da exposição ao flúor na inteligência das crianças). Fluoride 1995; 28, 4: 189-192.

106. Michael Connett. agosto de 2012. Efeito do flúor no cérebro - estudos em animais e efeito do flúor no cérebro fetal. Rede de ação contra o flúor. agosto de 2012

107. Lou DD, et al. (2012). Alteração da distribuição mitocondrial e expressão genética da proteína de fissão 1 em neurónios corticais de ratos com fluorose crónica. [Artigo em chinês]. Zhonghua Bing Li Xue Za Zhi. 41(4):243-7.

108. Basha P M, et al. (2011). O comprometimento da memória induzido pelo fluoreto de sódio está associado a alterações nos níveis de monoamina cerebral. Neurotox Res. 19(1):55-62.

109. Basha PM, et al. (2011). Toxicidade do flúor e estado das hormonas séricas da tiroide, histopatologia cerebral e memória de aprendizagem em ratos: uma avaliação multigeracional. Biol Trace Elem Res. 144(1-3):1083-94.

110. Zhu W, et al. (2011). Efeitos do flúor na fluidez da membrana sináptica e no nível de expressão do PSD-95 no hipocampo de ratos. Biol Trace Elem Res. 139(2):197-203.

111. Liu YJ, et al. (2011). Aumento do nível de apoptose em cérebros de ratos e células SH-SY5Y expostas a fluoreto excessivo - um mecanismo relacionado com a ativação da fosforilação de JNK. Toxicol Lett. 204(2-3):183-9.

112. Ge Y, et al. (2011). Análise proteómica de proteínas cerebrais de ratos expostos a elevado teor de flúor e baixo teor de iodo. Arch. Toxicol. 85:27-33.

113. Chouhan S, et al. (2010). Alterações induzidas por fluoreto na via de biossíntese de hemoglobina, variáveis neurológicas e histopatologia de tecidos de ratos. J Appl Toxicol. 30(1):63-73.

114. Gui CZ, et al. (2010). Alterações da capacidade de aprendizagem e de memória e dos receptores nicotínicos cerebrais da descendência de ratos com fluorose por combustão de carvão. Neurotoxicol Teratol. 32(5):536-41.

115. Liu YJ, et al. (2010). Alterações dos nAChRs e ERK1/2 no cérebro de ratos com fluorose crónica e suas ligações com a diminuição da capacidade de aprendizagem e memória. Toxicol Lett. 192(3):324-9.

116. Kaur T, et al. (2009). Efeito da exposição crónica simultânea de flúor e alumínio no cérebro de ratos. Drug & Chem. Toxicol. 32(3): 215-21.

117. Niu R, et al. (2009). Diminuição da capacidade de aprendizagem e baixo nível de glutamato no hipocampo em descendentes de ratos expostos a flúor e chumbo. Environ Toxicol Pharmacol. 28(2):254-8.

118. Flora SJ, et al. (2009). Co-exposição ao arsénio e ao flúor no stress oxidativo, enzimas ligadas à glutationa, aminas biogénicas e danos no ADN no cérebro do rato. J Neurol Sci. 285(1-2):198-205.

119. Reddy KP, et al. (2009). Efeitos protectores do selénio nas alterações induzidas pelo flúor em certas enzimas no cérebro de ratos. J Environ Biol. 30(5 Suppl):859-64.

120. Bhatnagar M, et al. (2006). Biochemical changes in brain and other tissues of young adult female mice from fluoride in their drinking water. Fluoride 39(4):280- 84.

121. Ge Y, et al. (2005). Ensaio Cometa de danos no ADN em células cerebrais de ratos adultos expostos a níveis elevados de fluoreto e baixos de iodo. Fluoreto 38:209-14.

122. Chinoy NJ, et al. (2004). Efeitos bioquímicos da toxicidade do fluoreto de sódio e do trióxido de arsénio e sua reversão no cérebro de ratos. Fluoride 37: 80-87.

123. Shah SD, Chinoy NJ. (2004). Efeitos adversos do flúor e/ou do arsénio no hemisfério cerebral de ratos e recuperação por alguns antídotos. Fluoride 37: 162-171.

124. Wang J, Ge Y, Ning H, Wang S. (2004). Efeitos de um elevado teor de flúor e de um baixo teor de iodo nos índices bioquímicos do cérebro e na memória de aprendizagem da descendência de ratos. Fluoride 37: 201-208.

125. Shan KR, Qi XL, Long YG, Wang YN, Nordberg A, Guan ZZ. (2004). Diminuição dos receptores nicotínicos em células PC12 e cérebros de ratos influenciados pela toxicidade do flúor - um mecanismo relacionado com um dano ao nível da pós-transcrição dos genes dos receptores. Toxicologia 200: 169-177.

126. Shen X, Zhang Z, Xu X. (2004). Influência da combinação de iodo e flúor na composição de fosfolípidos e ácidos gordos em células cerebrais de ratos. Wei Sheng Yan Jiu. 33:158-61.

127. Chen J, Shan KR, Long YG, Wang YN, Nordberg A, Guan ZZ. (2003). Diminuição selectiva dos receptores

nicotínicos de acetilcolina nas células PC12 expostas ao flúor. Toxicology 183: 235-42.

128. Shashi A. (2003). Investigação histopatológica da neurotoxicidade induzida pelo flúor em coelhos. Fluoride 36: 95-105.

129. Zhai JX, et al. (2003). [Estudos sobre a concentração de flúor e a atividade da colinesterase no hipocampo do rato]. Zhonghua Lao Dong Wei Sheng Zhi Ye Bing Za Zhi 21:102-4.

130. Bhatnagar M, et al. (2002). Neurotoxicidade do flúor: neurodegeneração no hipocampo de ratinhos fêmeas. Indian Journal of Experimental Biology 40: 546-54.

131. Chen J, Chen X, Yang K, Xia T, Xie H. (2002). [Estudos sobre danos no ADN e apoptose no cérebro de ratos induzidos por fluoreto]. Zhonghua Yu Fang Yi Xue Za Zhi 36: 222-224.

132. Long YG, Wang YN, Chen J, Jiang SF, Nordberg A, Guan ZZ. (2002). A toxicidade crónica do flúor diminui o número de receptores nicotínicos de acetilcolina no cérebro do rato. Neurotoxicology and Teratology 24:751-7.

133. Shivarajashankara YM , et al. (2002). Peroxidação lipídica cerebral e sistemas antioxidantes de ratos jovens em intoxicação crónica por fluoreto. Fluoride 35: 197-203.

134. Shivarajashankara YM , et al. (2002). Histological changes in the brain of young fluoride-intoxicated rats. Fluoride 35: 12-21.

135. Chen J, Chen X, Yang K. (2000). [Efeitos do selénio e do zinco sobre os danos no ADN causados pelo flúor em células neurais do pálio de ratos]. Wei Sheng Yan Jiu. 29: 216-7.

136. Lakshmi Vani M, Pratap Reddy K. (2000). Efeitos da acumulação de fluoreto em algumas enzimas do cérebro e do músculo gastrocnémio de ratinhos. Fluoride 33: 17-26.

137. Lu XH, et al. (2000). Estudo do mecanismo de apoptose neuronal em ratos com fluorose crónica. Jornal Chinês de Epidemiologia 19: 96-98.

138. Shao Q, Wang Y, Guan Z. (2000). [Influência do indutor de radicais livres no nível de stress oxidativo no cérebro de ratos com fluorose]. Zhonghua Yu Fang Yi Xue Za Zhi 34:330-2.

139. Van der Voet GB, et al. (1999). O flúor aumenta o efeito do cloreto de alumínio nas interconexões entre agregados de neurónios do hipocampo. Archives of Physiology and Biochemistry 107:15-21.

140. Zhang Z, et al. (1999). [Efeito da exposição ao flúor na estrutura sináptica de áreas cerebrais relacionadas com a aprendizagem-memória em ratos] [Artigo em chinês]. Wei Sheng Yan Jiu 28:210-2.

141. Guan ZZ, Wang YN, Xiao KQ, Dai DY, Chen YH, Liu JL, Sindelar P, Dallner G. (1998). Influência da fluorose crónica nos lípidos das membranas do cérebro de ratos.

Neurotoxicologia e Teratologia 20: 537-542.

142. Varner JA, et al. (1998). Administração crónica de fluoreto de alumínio e fluoreto de sódio a ratos na água potável: Alterações na integridade neuronal e cerebrovascular. Brain Research 784: 284-298.

143. Zhao XL, Wu JH. (1998). Acções do fluoreto de sódio nas actividades da acetilcolinesterase em ratos. Biomedical and Environmental Sciences 11(1):1-6.

144. Guan Z, Wang Y, Xiao K. (1997). [Influência da fluorose experimental no conteúdo de fosfolípidos e na composição de ácidos gordos no cérebro de ratos]. Zhonghua Yi Xue Za Zhi. 77: 592-6.

145. Issacson R, et al. (1997). Inclusões de vasos sanguíneos induzidas por toxinas causadas pela administração crónica de alumínio e fluoreto de sódio e as suas implicações para a demência. Anais da Academia de Ciências de Nova Iorque 825: 152-166.

146. Wang Y, Guan Z, Xiao K. (1997). Alterações do conteúdo da coenzima Q nos tecidos cerebrais de ratos com fluorose. Zhonghua Yu Fang Yi Xue Za Zhi. 31: 330-3.

147. Li Y, et al. (1994). Efeito da ingestão excessiva de flúor na capacidade de trabalho mental das crianças e um estudo preliminar do seu mecanismo Hua Hsi I Ko Ta Hsueh Hsueh Pao. 25(2):188-91.

148. Shashi A, et al. (1994). Effect of long-term administration of fluoride on levels of protein, free amino acids and RNA in rabbit brain. Fluoride 27: 155-159.

149. Shashi A. (1992). Estudos sobre alterações no metabolismo lipídico do cérebro após fluorose experimental. Fluoreto 25:77-84.

150. Yu Y, et al. (1996). Alterações de neurotransmissores e receptores no cérebro de fetos de áreas de fluorose endémica. *Jornal Chinês de Endemiologia* 15:257259.

151. Dong Z, et al. (1993). Determinação do conteúdo de neurotransmissores de aminoácidos e monoaminas em cérebros fetais de uma área endémica de fluorose.*Journal of Guiyang Medical College* 18(4):241-45.

152. Du L. (1992). O efeito do flúor no desenvolvimento do cérebro humano. *Jornal Chinês de Patologia* 21(4):218-20.

153. Han H, et al. (1989). Efeitos do flúor no feto humano. *Jornal Chinês de Controlo de Doenças Endémicas* 4:136-138.

154. Yu Y. (2000). Efeitos do flúor na ultra-estrutura das células epiteliais glandulares de fetos humanos. Jornal Chinês de Endemiologia 19(2):81-83.

155. Fluoride's effects on the brain - Ellen Connett, Diretora, Fluoride Action Network Pesticide Project, 19 de abril de 2004

156. Poureslami HR, et al. 2011Alta exposição ao flúor na água potável: Efeito no QI das crianças, um novo relatório. International Journal of Paediatric Dentistry 21(Suppl s1):47.

157. Fadal RG, Nalebuff DJ, Ali M. A importância das medições de IgE total e específica de alergénios. In: Johnson F, Spencer JT (Eds). Allergy: Immunology and Medical Treatment. Symposia Specialists, Miami 1980 pp 15-28.

158. Feltman R, Kosel G. Prenatal and postnatal ingestion of fluoride: fourteen years of investigation; final report. Journal of Dental Medicine. 1961: 16 ;190-198.

159. Kaplan AP. Urticária e angioedema. In: Middleton E, Reed CF, Ellis EF (Eds). Allergy: Principles and Practice. vol 2 2nd ed CV Moseby, St. Louis 1983 pp 1341-1360.

160. Shea JJ, Gillespie SM, Waldbott GL. Alergia ao flúor. Annals of Allergy.1967:25:388-391.

161. Austen KF, Dworetzky M, Farr RS et al. A statement on the question of allergy to fluoride as used in the fluoridation of community water supplies [editorial]. Journal of Allergy 47 347-348 1971.

162. Michael Connette. Alergia e hipersensibilidade ao flúor. Rede de ação contra o flúor. abril de 2004.

163. Waldbott GL. Urticária devida a fluoreto. Ata Allergologica 13 456-468 1959.

164. Maibach HI, Epstein E. Dermatite de contacto. In: Middleton E, Reed CF, Ellis EF (Eds). Allergy: Principles and Practice. vol 2 2nd ed CV Moseby, St. Louis 1983 pp313-1339.

165. Abelson JH. Caso de hipersensibilidade ao fluoreto de sódio num dentista. Chicago Dental Society Fortnightly Review 1948:16;6.

166. Waldbott GL. Dermatite de contacto CC Thomas, Springfield 1953.

167. Waldbott GL. Reacções alérgicas ao flúor. Journal of Asthma Research. 1964:2;51-64.

168. Douglas TE. Fluoride dentifrice and stomatitis. Northwestern Medicine 56 107-139 1957.

169. Robert Brun. Estomatite aftosa benigna recorrente e alergia ao flúor. Dermatologia. 2004; Volume 208; Página 181.

170. Waldbott GL. Fluoreto em medicina clínica. International Archives of Allergy and Applied Immunology 20 (Suppl 1) 1-60 1962.

171. Zanfagna PE. Alergia ao flúor. Fluoreto 9 36-41 1976.

172. Waldbott GL, Burgstahler AW, McKinney HL. Fluoridation the great dilemma. Coronado Press, Lawrence, Kansas 1978.

173. Morgenstern H. Uses of ecologic analysis in epidemiologic research (Usos da análise ecológica na investigação epidemiológica). American Journal of Public Health 72 1336-1344 1982.

174. Day TK, Powell PR-Jackson. Fluoride,Water hardness, and Endemic goiter (Fluoreto, dureza da água e bócio endémico). The Lancet, 27 de maio de 1972; 1135-8.

175. A K Susheel M Bhatnagar, K Vig e N K Mondal. Excess Fluoride ingestion and Thyroid hormone derangements in children living in Delhi, India. Fluoride. 2005, 38 (2): 98-108.

176. Galletti P, Joyet G. (1958). Efeito do flúor no metabolismo do iodo da tiroide no hipertiroidismo. *Journal of Clinical Endocrinology* 18(10):1102-1110.

177. Mikhailets ND, et al. (1996). Estado funcional da tiroide sob exposição prolongada a fluoretos *Probl Endokrinol (Mosk)* 42:6-9.

178. Yao Y, et al. (1996). Análise do TSH e do nível de inteligência de crianças com fluorose dentária numa zona com elevado teor de flúor. *Literatura e Informação sobre Medicina Preventiva* 2(1):26-27.

179. Bachinskii PP et al. 1985. Ação do flúor corporal de pessoas saudáveis e de doentes com tiroidopatia sobre a função do sistema hipofisário-tiroideu. *Probl Endokrinol (Mosk)* 31(6):25-9

180. Yu Y. (1985). Estudo dos níveis séricos de T4, T3 e TSH em pacientes com fluorose esquelética crónica. *Jornal Chinês de Endemiologia* 4(3):242-43.

181. Gencer B, et al. (2012). Disfunção tireoidiana subclínica e o risco de eventos de insuficiência cardíaca: Uma análise de dados de participantes individuais de seis coortes prospectivas.*Circulation* 2012 Jul 19.

182. Klein RZ, et al. (2010). Relação entre a gravidade do hipotiroidismo materno e o desenvolvimento cognitivo da descendência. *Journal of Medical Screening* 8(1):18-20.

183. Haddow JE, et al. (1999). Deficiência de tiroide materna durante a gravidez e subsequente desenvolvimento

neuropsicológico da criança. *New England Journal of Medicine* 341(8):549-55.

184. Rodondi N, et al. (2010). Hipotiroidismo subclínico e o risco de doença coronária e mortalidade. *JAMA* 304(12):1365-74.

185. Hosur MB, et al. (2012). Estudo das hormonas da tiroide triiodotironina livre (FT3), tiroxina livre (FT4) e hormona estimulante da tiroide (TSH) em indivíduos com fluorose dentária. *Jornal Europeu de Medicina Dentária* 6:184-90.

186. Burgi H, et al. (1984). Fluorine and the Thyroid Gland: A Review of the Literature. *Klin Wochenschr.* 1984 Jun 15;62(12):564-9.

187. Gas'kov A, et al. (2005). As caraterísticas específicas do desenvolvimento de deficiências de iodo em crianças que vivem sob poluição ambiental com compostos de flúor. *Gig Sanit.* Nov-Dez;(6):53-5.

188. SPS Teotia, M Teotia, R K Singh, D R Taves e S Heels. Endocrine aspects of Endemic Skeletal Fluorosis (Aspectos endócrinos da fluorose esquelética endémica). Jr Asso. Phys. Ind. 1978, 26, 995-1000.

189. R N Shrivastava, D S Gill, A Moudgil, R K Menon, M Thomas e P Dandona. Normal Ionized Calcium, Parathyroid hypersecretion and elevated osteocalcin in a family with fluorosis. Metabolosm, 1989; 38, 2, 120-124.

190. Michael Connett. Fluoreto e hiperparatiroidismo secundário. Rede de Ação sobre o Flúor. maio de 2012.

191. Gupta SK, et al. (2012). Alterações na seromucóide sérica após hiperparatiroidismo compensatório: Uma sequela da ingestão crónica de fluoreto. Indian Journal of Clinical Biochemistry 23(2):176-180.

192. Koroglu BK, et al. (2011). Níveis séricos de hormona paratiroideia na fluorose endémica crónica. Biol Trace Elem Res. 143(1):79-86.

193. Gupta SK, et al. (2001). Compensatory hyperparathyroidism following high fluoride ingestion - a clinico - biochemical correlation. Indian Pediatr. 38(2):139-46.

194. Chachra D, et al. (1999). O efeito do tratamento com flúor no mineral ósseo em coelhos. Calcified Tissue International 64:345-351.

195. Lundy MW, et al. (1995). Análise histomofométrica de biópsias ósseas da crista ilíaca em indivíduos tratados com placebo versus indivíduos tratados com flúor. Osteoporosis International 5:115-129.

196. Fisher RL, et al. (1989). Fluorose endémica com compressão da medula espinal. Relato de um caso e revisão. Arquivos de Medicina Interna 149: 697-700.

197. Ream LJ. (1983). Microscopia eletrónica de varrimento do fémur do rato após ingestão de fluoreto. Fluoride 16: 169-174.

198. Faccini JM, Teotia SPS. (1974). Avaliação histopatológica da fluorose esquelética endémica. Calcified Tissue Research 16: 45-57.

199. Jennifer Anne Luke. O Efeito do Flúor na Fisiologia da Glândula Pineal Uma Tese de Doutoramento. 1997. Escola de Ciências Biológicas, Universidade de Surrey. http://www.fluoridealert.org/health/pineal/luke-1997.html.

200. Michael Connette. Fluoride and Impaired blood glucose. Rede de ação sobre o flúor. setembro de 2012

201. Whitford GM, et al. (1987). Fluoretos tópicos: efeitos em processos fisiológicos e bioquímicos. J Dent Res. 66(5):1072-8.

202. Xie YP, et al. (2000). Estudo clínico do efeito do alto teor de flúor na função das células b das ilhotas pancreáticas. Jornal Chinês de Endemiologia 19(2): 84-6.

203. Trivedi N, et al. (1993). Perda reversível da tolerância à glicose em pacientes com fluorose endémica. Diabetologia 36: 826-8.

204. Rigalli A, et al. (1990). Efeito inibitório do flúor sobre a secreção de insulina. Calcif Tissue Int 46:333-8.

205. Garcia-Montalvo EA, et al. (2009). A exposição ao flúor prejudica a tolerância à glicose através da diminuição da expressão da insulina e do stress oxidativo. Toxicologia 263: 7583.

206. Menoyo I, et al. (2008). Resistência à insulina induzida por fluoreto no rato. Fluoride 41(4): 260-9.

207. Xie YP, et al. (2000). Estudo clínico do efeito do alto teor de flúor na função das células b das ilhotas pancreáticas. Jornal Chinês de Endemiologia 19(2): 84-6.

208. Rigalli A, et al. (1995). Estudo comparativo do efeito do fluoreto de sódio e do monofluorofosfato de sódio na homeostase da glucose no rato. Drug Res 45(3):289- 92.

209. Chiba FY, et al. (2012). O tratamento com NaF aumenta as concentrações de TNF-a e resistina e reduz o sinal de insulina em ratos. J Fluorine Chemistry 136: 3-7.

210. Lupo M, Buzalaf MAR. (2011). Efeito da água fluoretada nos níveis plasmáticos de insulina e na homeostase da glicose em ratos com deficiência renal. Biol Trace Elem Res 140: 198-207.

211. Menoyo I, et al. (2005). Efeito do flúor na secreção de insulina no rato. Drug Res 55(5):455-60.

212. Banu Priya CAY, Anitha K, Murali Mohan E, Pillai KS, Murthy PB, Toxicidade do fluoreto em ratos diabéticos, *Fluoride*, 1997 Feb, 30:1, 43-50

213. Juncos LI, James V, Donadio Jr. Insuficiência renal e fluorose. JAMA. 1972; 222 (7): 783-5.

214. P Shrivastava. Nível de fluoreto urinário e sua relação com o teste de função renal entre pacientes que vivem na área endémica de Jabalpur. Dissertação de mestrado, 2006. Universidade Rani Durgawati de Jabalpur.

215. Lantz O, Jouvin MH, De Vernejoul MC, Druet P, Fluoride-induced chronic renal failure, *Am J Kidney Dis*, 1987 Aug, 10:2, 136-9.

216. Michael Connette. Fluoride as a cause of kidney disease in humans (O flúor como causa de doença renal em humanos). Rede de ação contra o flúor. março de 2012.

217. Chandrajith R, et al. (2011). Dose-dependente de Na e Ca em água potável rica em flúor - outra causa importante de insuficiência renal crónica em regiões áridas tropicais. Sci Total Environ. 409(4):671-5.

218. Liu JL et al (2005). A relação dose-efeito dos níveis de fluoreto da água e danos renais em crianças. Wei Sheng Yan Jiu. 34(3):287-8.

219. Ando M, et al. (2001). Efeitos para a saúde da poluição por fluoreto causada pela combustão de carvão. Science of the Total Environment 271(1-3):107-16.

220. Reggabi M, et al. (1984). Função renal em residentes de uma área de fluorose endémica no sul da Argélia. Fluoreto 17: 35-41.

221. Jolly SS, et al. (1980). Alterações renais e cálculos renais na fluorose endémica. Fluoreto 13: 10-16.

222. Siddiqui AH. (1955). Fluorose no distrito de Nalgonda, Hyderabad-Deccan. British Medical Journal ii (Dez 10): 1408-1413.

223. Linsman JF, McMurray CA. (1943). Osteosclerose por flúor da água potável. Radiologia 40: 474-484.

224. Nuscheler M, et al. (1996). [Nefrotoxicidade induzida por fluoretos: facto ou ficção?]. Anaesthesist 45 Suppl 1:S32-40.

225. Partanen S. (2002). Inibição das fosfatases ácidas renais humanas por concentrações micromolares nefrotóxicas de fluoreto. Experimental and Toxicologic Pathology 54(3):231-7.

226. Marier J, Rose D. (1977). Environmental Fluoride. Conselho Nacional de Investigação do Canadá. Comité Associado de Critérios Científicos para a Qualidade Ambiental. NRCC No. 16081.

227. Kurland ES, et al. (2007). Recovery from skeletal fluorosis (an enigmatic, American case). J Bone Miner Res. 22(1):163-70.

228. Singh PP, et al. (2001). Evidence suggesting that high intake of fluoride provokes nephrolithiasis in tribal populations. Urological Research 29(4):238-44.

229. Murao H, et al. (2000). O fluoreto de sódio aumenta o cálcio intracelular na linha de células epiteliais renais de rato NRK-52E.Biol Pharm Bull. 23(5):581-4.

230. Armstrong WD, Singer L, Makowski EL. Placental transfer of fluoride and calcium. Am J Obstret Gynecol. 1 de junho de 1970; 107: 432-4.

231. M Teotia, SPS Teotia e R K Singh. Metabolismo do flúor em mulheres grávidas que residem numa área de fluorose endémica. Fluoride, 1979, 12 (2), 58-64.

232. T. Chakma, P. Vinay Rao, S.B. Singh e R.S. Tiwary: Genu Valgum Endémico e Outras Deformidades Ósseas em Duas Aldeias do Distrito de Mandla na Índia Central. "Fluoride" 2000, 33, 4, 187-195.

233. Michael Connette. Fluoreto e cancros do fígado no bioensaio NTP. Rede de ação contra o flúor. junho de 2012.

234. J.D. Toft, II, D.V.M., M.S., Gestor, Secção de Patologia, Battelle Columbus Laboratories. Relatório final para o Programa Nacional de Toxicologia, 28 de outubro de 1988.

235. Bucher JR, et al. (1991). Results and conclusions of the National Toxicology Program's rodent carcinogenicity studies with sodium fluoride. International Journal of Cancer 48: 733-737.

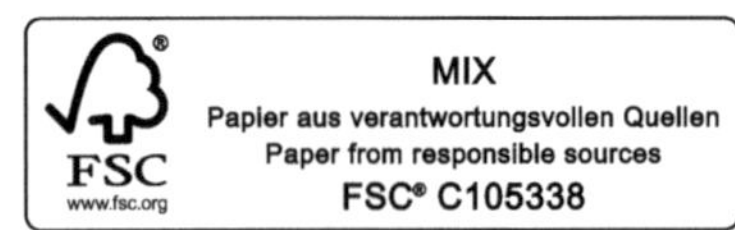

Printed by Books on Demand GmbH, Norderstedt / Germany